대 남성 질환의

한방치료비법

편저 대한건강증진치료연구회
감수 홍원식

로 빨리 풀기와 치
성인병 대책과 치료
스트레스로 인한 질병과 치료

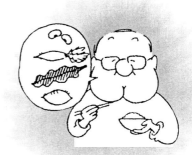

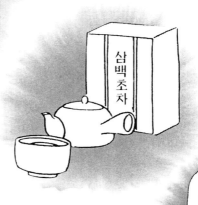

삼
백
초
차

법문북스

대 남성 질환의

한방치료비법

편저 대한건강증진치료연구회
감수 홍원식

로 빨리 풀기와 치료
인병 대책과 치료
트레스로 인한 질병과 치료

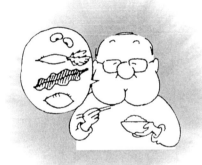

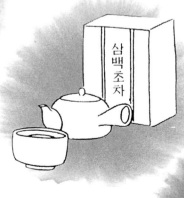

삼백초차

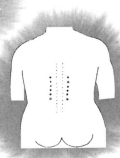

법문 북스

머 리 말

한의원에서의 진찰 · 치료와 병행해서 복용한다.

한약을 먹었기 때문에 이젠 안심이라고 생각해서는 안된다. 병이나 몸의 이상에 대해서는 한약이 잘 맞는 경우와 양약이 잘 맞는 경우가 있으므로 이 두가지가 서로 보완되어야만 큰 효과를 발휘할 수 있다. 병에 따라서는 한약만으로 치료되는 경우도 많이 있지만, 모든 병에 대해 현대 의학을 배제할 필요는 없다.

자신의 체질에 맞는 약을 사용한다.

한약은 한가지 병에 한가지 약만 있는 것이 아니다. 자신의 증상에 맞게 약을 선택하거나 조제해서 복용해야 한다. 2~3개월 복용해 보고 그다지 약효가 없다고 생각한다면 다른 약으로 바꾸어 자신의 체질에 잘 맞는 한약을 써야 한다.

효과는 천천히 몸에 나타난다.

양약은 레이저 미사일같이 환부에 직접 작용해 효과도 좋고 잘 듣지만, 부작용이 있거나 만성적으로 잘 낫지 않는 병이나 원인을 확실히 알 수 없는 병에는 별로 효과가 없는 약점이 있다.

한약은 반대로 몸 전체의 상태를 조절해서 자기치유법을 높여 병을 고쳐나가는 형태를 띤다. 따라서 효과가 서서히 나타나기 때문에 끈기있게 복용하는 것이 중요하다. 또 생활 리듬을 조절하거나 식생활을 조절해서 본래의 생활형태를 찾는 것도 함께 병행하는 것이 필요하다.

이 책에서 소개하고 있는 한약은 모두 시중에서 시판되고 있는 것이다. 의료보험도 가능하므로 한의사에게 처방을 받거나 또 어떤 약이 좋은지 망설여질 때는 전문적인 한의사에게 상담하기 바란다.

목   차

1. 피로는 빨리 푼다.

2. 성인병 대책

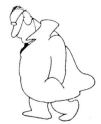
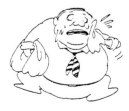

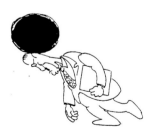 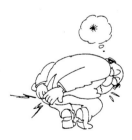

1. 피로는 빨리 푼다.

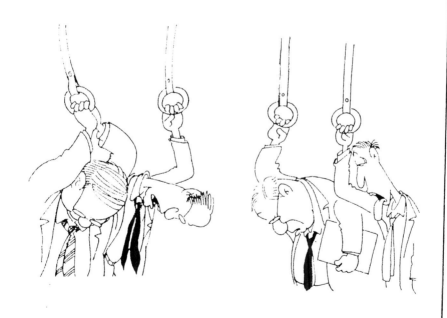

어깨결림 · 만성두통

어깨결림이라는 말은 한방에는 없다. 중국어뿐만 아니라 영어나 독일어에서도 찾아볼 수 없다. 그러면 어깨가 결린다고 하는 것이 우리나라 사람 뿐인가 하면 그렇지 않고 외국인도 어깨가 결린다. 다만 「어깨가 결린다」라고 하는 감각이나 개념이 없는 것 뿐이고 주무르면 아픔을 느낀다. 우리나라 사람 중에서도 의외로 어깨결림을 자각하지 못하는 사람이 많다고 한다.

어깨결림 즉 어깨가 뻐근하다고 하는 것은 어깨나 목의 근육이 굳어지는 상태, 이상한 수축상태의 지속을 말한다. 「고작 어깨가 결리는 건데 뭘……그런데 어깨가 결려」라고 가볍게 보면 큰일난다. 어깨결림은 동맥이나 정맥에 영향을

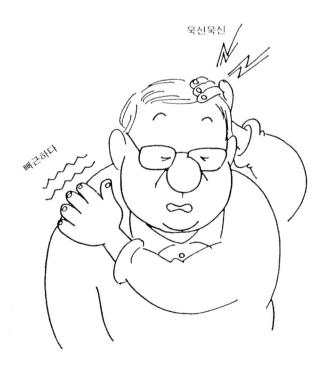

(고작 어깨가 결리는 건데 뭘……그런데 어깨가 결려)

주어 신경적반사작용과 함께 만성두통을 일으키거나 더욱 더 심해지면 귀울림, 등이 아프거나 요통이 찾아오기도 한다.

어깨결림의 원인은 여러가지 있다. 기본적으로는 지나치게 일을 하거나 스트레스에 의한 피로가 그 대부분이다. 심한 어깨결림이나 만성두통은 몸이 여러가지 부담에 견디지 못해 적신호를 보내고 있는 것이라고 생각하기 바란다. 원래 피로감이라고 하는 것은 일종의 방어반응이다. 이때 쉬지 않고 무리해서 일을 계속하면 오히려 피로감은 없어지고 상쾌한 기분마저 들기도 한다. 이렇게 되면, 더욱 위험해져 최악의 결과인 과로사를 초래할 수 있다. 몸의 방어반응이 무디어져서 죽을 때까지 일을 계속하게 되어버리는 것이다.

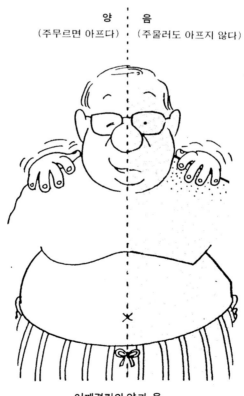

양   음
(주무르면 아프다)   (주물러도 아프지 않다)

어깨결림의 양과 음

어깨결림에도 비슷한 경향이 있어 한방에서는 양과 유으로 구분하고 있다. 양의 상태는 어깨를 조금만 주물러도 통증을 느껴 주물러주면 아주 기분이 좋아진다. 아프지만 시원하다고 한다. 이 정도라면 주무른 후 편안해져 어깨결림은 금방 해소되어 버린다.

그러나 뻐근한데 어깨를 주물러도 그다지 아픔을 느끼지 못하는 사람은 상당히 중증으로 한방에서는 음이라고 한다.

이러한 사람은 주물러 주면 오히려 어깨결림이 심해진다. 즉, 통증을 느끼는 양의 상태로 되는 일이 많다.

그러면 이제 어깨결림과 만성두통의 치료법을 소개하겠다. 단, 갑작스럽게 발생하는 심한 두통 등은 여러가지 원인이 있으므로 병원에서 진찰을 받도록 한다.

만성 어깨결림이나 두통은 현대의학에서는 좀처럼 고치기 어려운 증상중의 하나이지만, 한방이 놀라울 정도로 효과가 있는 경우가 있으므로 한 번 시도해 보기 바란다.

 # 생활속에서

①어깨결림

ⓐ손바닥밀기

손바닥을 앞으로 모아. 숨을 천천히 들여마시면서 팔꿈치를 곧게 좌우로 뻗는다. 천천히 내뱉으면서 등을 둥글게 하고, 손바닥에 힘을 주어 서로 민다.

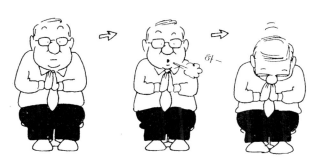

ⓑ팔비틀기

　한쪽 팔꿈치를 옆으로 뻗고, 구부린 팔을 안쪽의 새끼손가락이 한바퀴 돌아 겨드랑이에 오도록 비튼다. 다른 한 손으로 더욱 힘있게 비틀어 준다. 손을 무릎에 놓고, 손을 바꾸어 같은 방법으로 비튼다.

　겨드랑이에 두는 높이를 여러가지로 바꾸어서 비틀어도 좋다.

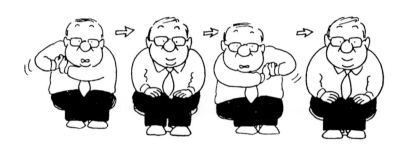

ⓒ이마밀기

　숨을 들이마시면서 양손을 모아 이마를 밀고, 뻗으면서 손과 목에 힘을 주어 서로 민다. 손은 그 대로 둔채 힘을 빼고 숨을 들이마신다. 같은 요령으로 뒤통수를 잡고 서로 민다. 머리는 곧게 세운 다. 같은 방법으로 좌우 각각 귀에 한손을 대고 서로 민다.

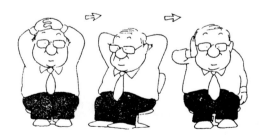

ⓓ팔뻗기

　양손을 깍지끼고 앞으로 뻗으며 숨을 들여마시고, 내쉬면서 팔꿈치와 팔꿈치를 붙이는 기분으로 길게 뻗는다. 깍지를 낀 손바닥을 밖으로 향해 같은 방식으로 손을 뻗고 무릎에 손을 내려놓는다.

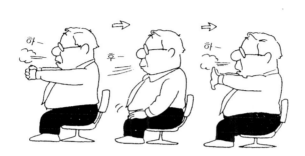

②몸을 따뜻하게 한다.

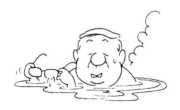

ⓐ따뜻한 물로 목욕을 한다.

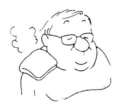

ⓑ뜨끈한 타올로 따뜻하게 한다.

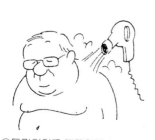

ⓒ드라이어로 따뜻하게 한다.

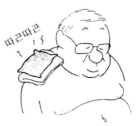

ⓓ찜질을 한다.

　전자렌지에 수건의 양면을 1분 정도씩 데우면 더운 찜질이 된다.

어깨결림 · 두통의 치료혈

①풍지(風池)

두통, 피로한 눈의 급소, 간질에도 좋다. 귀 뒤의 머리 뼈를 따라 아래로 더듬어, 움푹 들어간 곳을 누르면 아프다. 그곳을 손끝으로 돌리며 누른다.

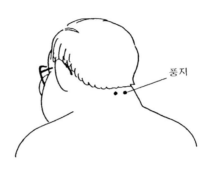

풍지

②견정(肩井)

어깨결림, 눈의 피로, 치통의 급소. 목과 어깨의 한가운데 부분을 손으로 누른다. 너무 세게 누르지 말 것.

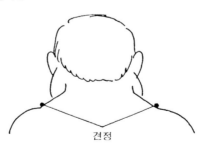

견정

③합곡(合谷)

엄지손가락과 검지손가락뼈가 만나는 부분의 앞부분을 손가락으로 누른다.

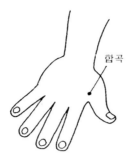

④ **중충(中衝)**

　　가운데 손가락의 손톱 양옆을 손톱 끝으로 세게 누른다. 이쑤시개로 해도 좋다.

⑤ **규음(竅陰)**

　　네번째 발가락의 발톱 양옆을 손톱 끝으로 세게 누른다.

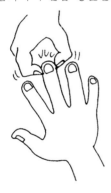 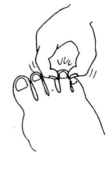

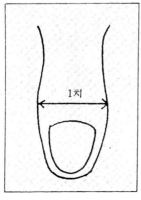

혈자리의 위치

1치는 엄지손가락의 가장 두꺼운 가로폭

• 치료혈 마사지

①엄지손가락으로 누른다.

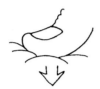

②손가락으로 주무른다.

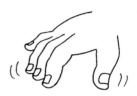

③손끝으로 누른다.

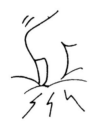

④쌀알을 붙인다.

쌀알

반창고

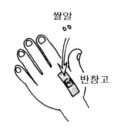

⑤이쑤시개로 찌른다.

콕콕

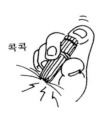

⑥연필로 찌른다.

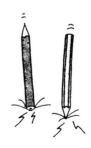

한 약

▼어깨결림, 감기, 두통……어깨 윗부분의 약

①갈근탕(葛根湯)

어깨에서 머리까지의 통증이나 염증에 사용하는 약이다. 한방의 대표적인 감기약이지만, 어깨결림에도 좋다. 주재료인 갈근은 칡뿌리에 생강등 6가지의 약을 처방한 것.

▼중년이후의 만성두통・어깨결림의 약

②조등산(釣藤散)

중년이후, 또는 고혈압증세가 있는 사람에게 좋다. 위장이 약한 사람은 식욕부진, 구토를 일으킬 수 있다. 이런 사람은 식사 직후에 먹으면 좋다.

▼편두통

③오령산(五苓散)

저령(말굽버섯料), 복령(말굽버섯料) 등 체내의 수분의 편재를 조절하는 약이 처방되고 있다. 두부(頭部)의 수분편재에 의한 편두통에 효과가 있다.

식이요법

갈탕(葛湯)

국내 산간지방의 칡 등을 따뜻한 물에 풀어서 개어 갈탕을 만든다. 거기에 생강과 파를 넣어(간장을 넣고 가다랭이포를 넣으면 더욱 맛있다) 먹으며 설탕, 벌꿀 등으로 달게 해서 먹어도 좋다. 갈탕은 감기에도 효과적이다. 파는 감기나 두통에 효과적이고 신경을 안정시키는 작용을 해서 불면에도 효과가 있고, 생강은 몸을 따뜻하게 한다.

요 통

요통의 원인은 피로와 냉증에 있다. 장시간 서서 하는 일이나 무거운 것을 드는 작업, 저온에서의 일……이러한 것이 허리의 가장 큰 적이다. 또 현대에서는 장시간 앉아서 해야 하는 일이 많아져, 허리에 부담이 많이 간다. 더우기 통신화, 기계화, 자동차사회로 걷는 기회가 크게 줄은 것도 한 요인이라고 생각된다.

● 칼슘부족

식생활의 변화로 인한 칼슘부족도 큰 문제이다. 칼슘이 부족하면 뼈를 약하게 할 뿐만아니라 등뼈를 지탱하는 근육의 수축에도 중요한 역할을 하고 있기 때문이다. 칼슘의 신진대사에는 비타민D가 없어서는 안된다. 체내에서는 태양빛을 받으면 비타민D가 만들어진다. 실내에서의 일이 많아진 것도 그 한가지 원인이라고 생각되어진다.

과로성 만성요통을 그대로 두면 그것이 쌓여 어느날 갑자기 허리가 삐끗하여 움직일 수 없게 될 수도 있다. 증상이 가벼울 때 확실하게 고치는 것이 좋다.

허리에 통증을 느끼면 우선 병원에서 진료를 받도록 한다. 허리뼈나 관절이 나빠지면 추간판 헤르니아(디스크)나 변형성척추증, 때로는 내장의 병으로 인해 오는 요통도 있다. 원인이 확실한 것은 전문의의 치료를 받으면서 한방요법을 병행한다.

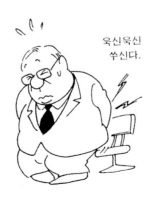

욱신욱신
쑤신다.

생활속에서

①되도록 누워 있고 앉을 때는 정좌(正座)한다.

개나 고양이에게는 요통이 없다. 요통은 서서 걸어다니는 인간특유의 병이다. 서 있거나 의자에 앉거나 하지 말고 마치 고양이같이 누워 있는다. 앉을 때는 방석을 깔고 정좌하도록 한다.

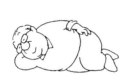

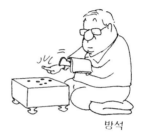

방석

②되도록 걷는다.

될 수 있는 한 걸어서 다리와 허리를 단련시킨다. 어깨걸림이 심한 사람은 요통에 걸리기 쉽다고 한다. 상반신과 하반신의 균형이 무너졌기 때문이다. 가벼운 등산이나 운동을 해서 다리와 허리를 단련시키면 요통도 예방되고 어깨걸림도 좋아진다.

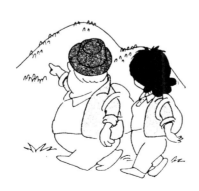

③복근(腹筋)을 단련시킨다.

등뼈주위의 근육, 특히 복근을 단련시키면 치료에도 재발방지에도 효과적이다. 매일밤 자기전에 회수를 정해서 복근운동을 한다.

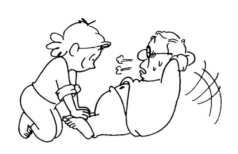

※스포츠를 한다면, 요통에는 수영이 제일 좋다.

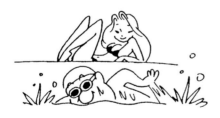

※허리가 아플 때에 무리하게 근육을 단련시키면 역효과가 난다.

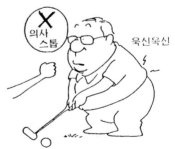

④약탕에 들어간다.

될 수 있는 한 매일 목욕을 한다. 따끈한 물에서 천천히 하도록 한다. 목욕탕에 귤껍질, 말린 무 잎(간엽탕－干葉湯), 말린 쑥잎을 넣으면 매우 따뜻해진다. 육제를 사용할 때는 주머니안에 약초을 넣어서 사용하는 것이 효과적이다.

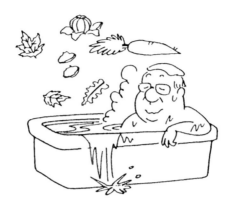

⑤이불이나 침대는 딱딱한 것을 사용한다.

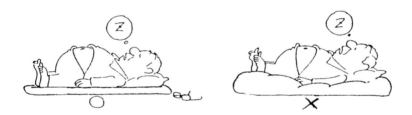

⑥엎드린 자세는 허리에 부담을 준다.

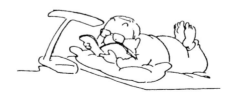

⑦**요통체조를 한다.**
　자기전이나 아침에 일어났을 때 이불 위에서 한다.

ⓐ위를 보고 누워서 양손을 목뒤에서 깍지를 끼고 무릎을 편안히 구부리고 심호흡 한다.

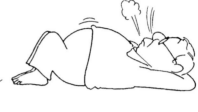

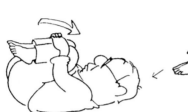

ⓑ누운채로 양손으로 양무릎을 잡아 무릎의 관절부분을 할 수 있는 만큼 가슴에 가까이 가져간다.

ⓒ누운채 무릎을 가볍게 구부린 상태에서 무릎의 관절부분을 좌우로 움직여준다.

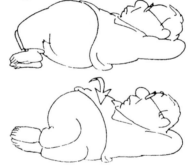

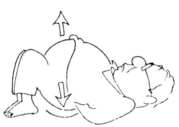

ⓓ누운채로 양손을 허리밑에 넣고 골반을 위 아래로 움직인다.

ⓔ누운채로 양손을 후두부 아래에 깍지 끼어 양무릎을 가볍게 구부린 자세로, 복근을 수축 시켜 윗몸일으키기를 한다.

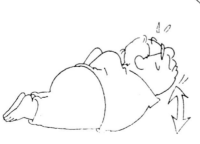
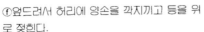

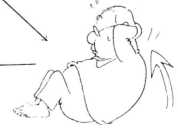

ⓕ엎드려서 허리에 양손을 깍지끼고 등을 위로 젖힌다.

ⓖ양손을 앞으로 향해 바닥에 붙이고 한쪽다
리를 구부려 발바닥을 바닥에 대고 엉덩이를
아래에서 위를 향해 치켜올린다. 양다리를 바
꾸어 가며 한다.

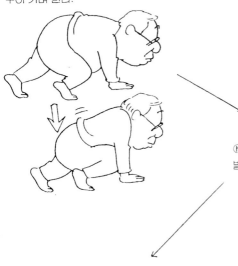

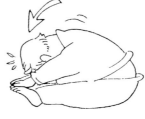

ⓗ양다리를 앞으로 길게 뻗고 앉아. 양손을
발끝에 닿도록 허리를 구부린다.

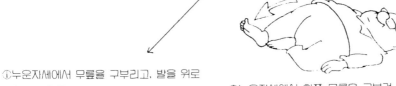

ⓘ누운자세에서 무릎을 구부리고, 발을 위로
들어 무릎을 편다.

ⓙ누운자세에서 한쪽 무릎을 구부려 바깥을
향해 쓰러뜨리고 또 세워서 무릎을 뻗는다.
왼쪽 오른쪽 번갈아가며 한다.

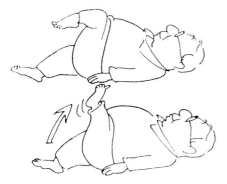

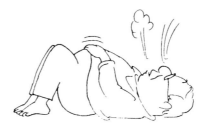

ⓚ같은 자세로 양손을 아랫배에 놓고 복식호
흡을 한다.

한 약

▼통증을 없애는 약

①작약감초탕(芍藥甘草湯)

한방의 대표적인 진통제, 근육의 심한 통증을 없애는 효과가 있다. 통증이 사라지고 지팡이 없이 걸을 수 있게 된다고 해서 거장탕(去杖湯)이라는 별명이 있을 정도이다. 요통뿐만 아니라 여러가지 통증에도 효과가 있다.

▼하반신(다리와 허리)을 강하게 한다. 「배꼽부터 하체에 관한 약」

②팔미지황환(八味地黃丸)

노인병의 대표적인 약이지만, 중년층의 과로성 요통, 좌골신경통 등에도 효과가 있다. 통증이 심할 때는 작약감초탕, 그렇지 않을 때는 팔미지황환을 구분해서 사용한다. 위장이 약한 사람은 식후에 마시거나 안중산 등과 함께 먹는다.

▼쉽게 피로한 사람

③육미지황환(六味地黃丸)

팔미지황환에서 부자(附子)와 계지(桂枝)를 빼고 어린이용으로 만든 약. 어린이뿐만 아니라 쉽게 피로하거나, 피로해서 허리가 아픈 사람에게도 효과적이다. 아이들의 야뇨증에도 효과가 있다.

▼현기증이 잘 나는 사람

④오적산(五積散)

하반신은 냉해서 허리가 아프고, 반대로 상반신은 현기증이 잘 나는 사람에게 좋다. 체내의 혈액순환을 원활하게 해서 요통을 치료하는 약. 신경통이나 냉방병에도 효과적이다.

요통의 치료혈

허리를 따뜻한 타올로 따뜻하게 한 후에 지압을 한다.

①신유(腎兪)

요통이나 뻐끗한 허리의 치료혈. 등을 나누는 근육의 바깥쪽 통증이 허벅지까지 전달되는 심한 요통에 효과가 있다.

②삼음교(三陰交)

순환계 증상에 효과적인 혈자리로 피의 순환을 촉진시킨다. 다리 안쪽의 복사뼈에서 엄지손가락넓이의 3배정도 위, 뼈의 안쪽.

③지음(至陰)

새끼발가락 바깥쪽을 손톱으로 세게 누른다.

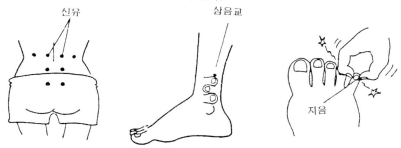

식이요법

①밤죽

(율자죽ー栗子粥) 1~2인분

밤은 한방적으로는 「감(甘), 온(溫)」으로 신경(腎經), 위경(胃經) 비경(脾經)에 작용한다고 생각한다. 「명의별록(名醫別錄)」이라고 하는 중국의 고전에서는 「기(氣)」를 더하고, 장(腸)과 위(胃)를 두텁게 하고, 신기(腎氣)를 보충하고 배고

품을 견디게 한다」라고 말하고 있다.

　재료는 밤 20개, 쌀 60그램, 좁쌀 60그램, 물 적당량

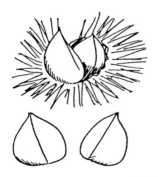

ⓐ밤은 껍질을 벗겨 반으로 갈라둔다.

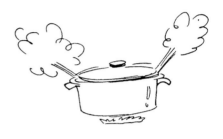

ⓑ씻은 쌀과 좁쌀에 밤을 넣고 냄비나 솥에 넣어 강한불로 끓인다.

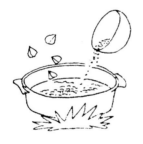

ⓒ펄펄 끓으면 불을 약하게 하고 뚜껑을 약간 비스듬히 놔두고 밥이 잘 퍼질때까지 푹 끓이고 다 되면 그릇에 담는다.

※달게 하는 것이 좋은 분은 밤 250그램, 쌀 500그램을 같은 방법으로 끓이고 설탕 200그램으로 맛을 내어도 좋다.

②참마(山藥)를 데쳐서 만든 경단
(산약탕원－山藥湯圓) 4～5인분

　참마는 날로 먹는 경우가 많은데 양질의 전분과 소화효소 디아스타제가 들어있어 소화를 도와주는 식품이다. 중국에서는 스프 등, 열을 가해서 먹는편으로 설사 등에도 효과가 있다.

　한방에서는 참마의 성질은 「감(甘), 평(平)」으로 폐(肺), 비(脾), 신장의 동맥, 정맥에 작용해 「비(脾)와 위(胃)를 보충하고 폐와 신장에 유익하다」라고 말하고

있다. 도한(盜汗 ; 자면서 흘리는 식은땀), 쇠약할 때의 발한(發汗), 설사, 당뇨병, 월경이상, 피로권태, 요통, 기침 등에 효과적이다. 날로 먹는 것보다는 찌거나 끓이거나 열을 가해서 먹는 것이 효과가 있다.

재료는 참마 150그램, 찹쌀가루 250그램, 설탕 150그램, 물100cc, 후추 적당량

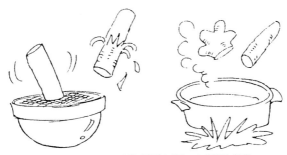

ⓐ참마(150그램)은 강한 불로 30분정도 삶아 껍질을 벗기고 체에 넣고 으깬다.

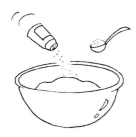

ⓑ여기에 설탕, 후추를 넣고 반죽해 둔다.

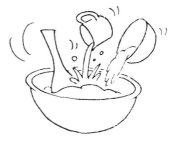

ⓒ찹쌀가루(250그램)을 그릇에 넣고 물 (100cc)를 넣고 충분히 반죽한다.

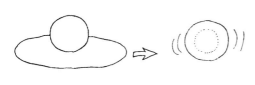

ⓓ탄력이 생기면 15~20그램정도씩 떼어서 손바닥 위에 놓고 늘인후 참마를 넣어 경단을 만든다.

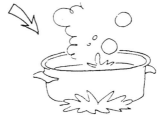

ⓔ이것을 끓는 물에 넣어 5~10분 끓여 국물과 함께 그릇에 담아 먹는다.

감 기 초 기

　감기라고 생각되면 이것은 「몸을 쉬게하라」는 신호라고 생각하기 바란다. 감기의 원인은 주로 바이러스 감염이다. 기온이 낮고 건조한 겨울이 감기에 걸리기 쉬운 계절이지만 무엇보다도 몸의 저항력이 떨어진 것이 최대의 원인이다. 시판되고 있는 감기약을 아무리 먹어도 증상이 약화될 뿐이고, 바이러스의 특효약은 들어있지 않다. 약을 먹으면서 일을 하면 감기만 오래 끌고, 효율도 떨어지며, 게다가 주위에 감기를 전염시키게 된다.

　「감기에 걸렸어도 열심히 하자」라는 미덕보다 초기증상이 보일때 쉬고, 따뜻한 음식을 먹고 저항력을 길러 깨끗이 치료하는 것이 오히려 합리적이다. 유능한 경영자라면 감기에 걸린 사원에게 「쉬고, 다 나으면 나오게」라고 말할 것이다.

　감기는 약국에서 파는 약보다도 한약이 잘 듣는 경우가 많지만, 그것도 초기일 때 효과적이다. 단, 확실히 쉴 것.

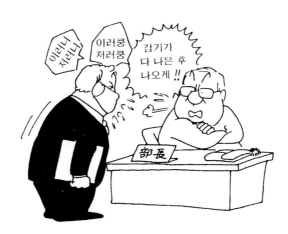

합리적인 상사

감기의 치료혈

①풍문(風門)

감기 초기때 오싹오싹하고 오한이 나는 등의 위부분. 한방에서는 여기를 바람이 들어가는 입구—풍문이라고 한다. 여기를 손으로 따뜻하게 하면 콧물이 멎는 환자도 있을 정도였다. 타올이나 손수건을 얹어두거나, 이미 다 사용해 버린 손난로 등으로 따뜻하게 한 후 지압하는 것도 효과적이다.

②풍지(風池)

뒷머리의 언저리부분으로 약간 들어간 곳을 위를 향해 힘껏 눌러준다. 열이 심할때는 삼가한다.

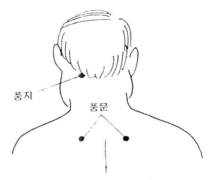

풍지

풍문

한 약

▼한방에 대표적인 감기약

①갈근탕(葛根湯)

두통, 오한, 발열에 효과가 있다. 목이나 등이 쑤시는 증상을 동반할 때도 효과적이다. 코가 막히거나 감기로 인한 설사에도 좋다. 감기라고 생각되면 빨리 약을 먹고 푹 자는 것이 요령이다. 악화되면 좀처럼 낫지 않는다.

▼체력보강에 갈근탕과 함께 사용한다.

②**시호계지건강탕(柴胡桂枝乾姜湯)**

　감기가 심해져서 전신이 나른하고 미열이 있는 것 같을 때 함께 복용한다.

▼노인, 혹은 병을 치른후 체력이 없는 사람

③**마황부자세신탕(麻黃附子細辛湯)**

　체력이 크게 떨어진 사람을 위한 감기약. 갈근탕 대신에 이것을 복용한다.

▼재채기, 콧물, 기침이 심한 경우는

④**소청룡탕(小靑龍湯)**

　두통, 발열, 오한과 함께 심한 재채기나 콧물, 기침이 심할때 적당하다.

※이러한 한약을 증상에 맞게 복용하면, 빠르면 하룻밤, 길어도 2〜3일안에 나을 것이다. 단, 약을 먹었으니 이젠 괜찮다고 생각해 일을 계속하면 낫지 않는다. 반드시 휴식을 취한다.

　그래도 증상이 심해지면 유행성감기일 가능성이 크므로 한의원에 가야한다.

식이요법

①생강+파+차조기로 만든 죽

　따끈한 죽에 생강과 파를 잘게 썬것과 차조기잎 채친것을 넣는다. 생강과 파는 몸을 따뜻하게 하고 발한(發汗)작용을 한다. 차조기잎은 발한작용과 동시에 건위(健胃)작용이 있어서 감기로 약해진 위에 효과적이다. 죽이 없으면 생강, 파, 차조기잎에 흑설탕이나 벌꿀을 넣어 따뜻한 물에 풀어서 먹어도 좋다. 그리고 곧 자는 것이 중요하다.

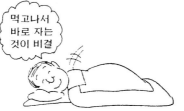

먹고나서 바로 자는 것이 비결

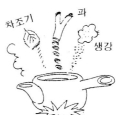

차조기　파　생강

②귤요법

귤은 감기에는 좋은 식품이고 약이기도 하다. 한방에서는 귤껍질을 말린 것을 진피(陣皮)라고 하고, 건위(健胃), 정장(整腸), 지구(止區－구토를 멎게 한다), 지흘역(止吃逆－딸꾹질을 멎게 한다), 거담(祛痰)작용이 있어 신(辛), 고(苦), 온(溫)의 성질이 있어 폐경(肺經), 비경(脾經)에 작용한다.

감기로 인한 기침에는 말린 귤껍질 10g 정도를 곱게 가루를 내어 찻잔에 담는다. 설탕을 넣고 뜨거운 물을 부어 뚜껑을 덮고 5~10분 정도 후에 마신다. 더욱 간단한 방법은 감기에 걸렸을때 구운 귤을 먹는 것이다. 귤을 껍질째 불에 구워, 껍질이 검게 탈때까지 구워 뜨거울때 먹는다.

또는 구운 귤을 껍질을 벗겨서 으깨고 거기에 생강즙을 찻순가락의 반정도, 벌꿀을 찻순가락으로 두스푼정도 넣어 뜨거운 물을 붓고 뜨거울 때 전부 먹는다. 유럽이나 미국에서도 감기초기에 뜨거운 레몬을 먹지만 이것도 같은 효과가 있다고 한다.

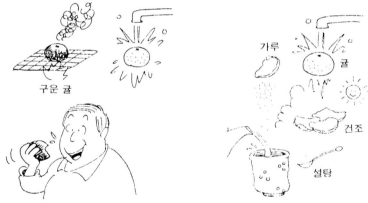

구운 귤

가루   귤

건조

설탕

구 내 염

구내염도 감기와 마찬가지로 과로라고 생각한다. 몸상태가 좋지 않을 때나 만성 과로일때 자주 생긴다. 감기초기에도 잘 생긴다.

입안에는 언제나 여러가지 세균이나 바이러스가 있다. 평상시에는 입안의 점막의 저항력으로 침투를 막고 있지만, 과로나 감기로 저항력이 약하게 되면 세균에 쉽게 감염되어 구내염이 된다. 또 비타민 C나 비타민 B의 부족도 그 한 원인이다. 구내염의 치료법을 소개하겠지만, 너무 심할때나 자주 생길때는 내장의 병이라고 도 생각할 수 있으므로 한의사의 진단을 받도록 한다.

생활속에서

①감기와 마찬가지로 우선 휴식을 취한다.

과로나 감기로 인한 저항력의 저하가 예상된다. 푹 쉬어 저항력을 키우도록 한 다.

②야채를 많이 섭취한다.

비타민 C나 비타민 B의 부족이 예상된다. 야채를 많이 섭취한다.

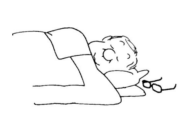

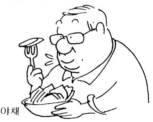

야채

③양치질로 입안을 청결하게한다.

식후나 외출후에 물로 입안을 헹구거나 이를 닦아 입안을 언제나 청결하게 한다.

④무즙으로 통증을 없앤다.

먹는 것도 마시는 것도 고통스러우므로 우선 통증을 없앤다. 무즙을 잘 안보이 는 아픈곳에 붙인다. 무에는 염증을 없애는 작용이 있다.

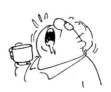

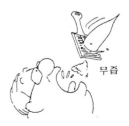

무즙

⑤가지꼭지로 통증을 없앤다.

가지꼭지를 알루미늄호일로 싸서 검게 구워 분말로 만들어 바른다. 소금과 섞어 이를 닦으면 치조농루(齒槽膿漏)의 예방·치료에 효과가 있다.

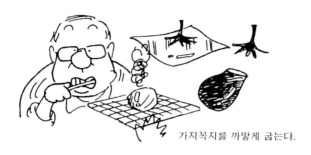

가지꼭지를 까맣게 굽는다.

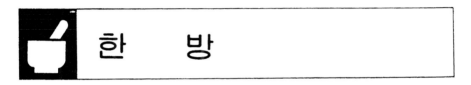

한　　방

▼백초환(白草丸)에도 들어 있는 한약

①황연(黃連)

황연의 분말을 따뜻한 물로 개어 아픈곳에 바른다. 황연이 없을때는 백초환를 으깨어 입을 헹구는 것도 효과가 있다. 백초환에는 황백(黃柏)이라고 하는 한약이 들어 있다.

▼어디에도 효과가 있는 상비약

②신선태을고(神仙太乙膏)

구내염뿐만 아니라 베인 상처, 마찰상, 벌레물린 곳, 타박상 등 폭넓게 사용할 수 있는 가정상비약이다.

▼구내염이 잘 생기는 사람을 위한 특효약

③황연해독탕(黃連解毒湯)

구내염이 생기기 쉬운 사람에게는 특별한 효과를 나타내는 일이 있다. 약간 쓴 맛이 있지만, 1개월 정도 계속해서 복용하면 잘 생기지 않게 된다. 통증이 심할때는 환부에 직접 발라준다.

※에프터치라고 하는 것을 구내염의 환부에 붙여서 딱지를 만들고 동시에 약으로 치료도 하는 편리한 것도 있다.

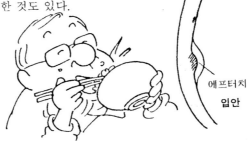

에프터치
입안

식 욕 부 진

소화기는 정신적 피로나 육체적 피로에 매우 민감하다. 심한 노동이나 운동을 하면 위가 음식물을 받아들이지 못하는 경우가 자주 있다. 스트레스가 쌓이거나 체력이 약해지면 「먹는 힘」도 떨어져 버리기 때문이다.

또 어린아이가 놀다 지쳐서 식사중에 잠이 들어버리는 경우가 많이 있다. 인간의 몸은 너무 피로해 지면 식욕보다도 수면을 우선시 하게 되어 있다. 따라서 식욕부진일 때에도 무리하게 먹지 말고 적당한 운동을 하고 푹 자는 것이 중요하다.

그러나, 식욕부진이 장기간에 걸쳐 잘 치료되지 않을 때는 만성간염이나 위궤양, 그 외의 소화기장해에 걸릴 수 있으므로 한의원에서 진찰을 받기 바란다.

그리고, 특별히 병에 걸린 것은 아닌데 만성적으로 식욕이 없는 사람에 대한 치료법을 소개하겠다.

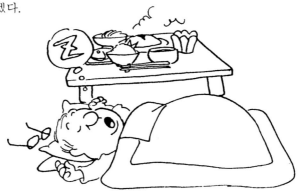

생활속에서

①향신료를 첨가한다.

생강이나 고추 등 향신료를 사용해 식욕을 돋구는 요리를 먹는다.

②식사전에 술을 마신다.

식사전에 소량의 알코올을 마시는 것도 효과가 있다.

③죽

장아찌와 죽은 소화기에 좋은 음식이다. 부드러울 뿐만 아니라 배를 따뜻하게 하는 작용도 크다.

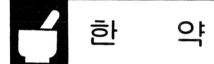

한   약

이른바, 위장약－위산(胃散)이나 건위제(健胃劑)는 중조(重曹)와 진피(陣皮－귤껍질)를 주성분으로 하고 있다. 중조는 위액의 염산을 탄산가스와 염화나트륨으로 분해한다. 이 탄산가스가 상쾌한 기분을 준다. 그러나 일시적인 것으로 그다지 식욕증진에는 도움이 되지 않는다. 최근에 나온 위장약에는 한약을 배합한 것이 많지만, 어쨌든 마신다면 한방의 위장약을 마시는 것이 좋은 것은 틀림없다.

▼과음, 과식

①평위산(平胃散)

과음·과식 등으로 인한 급성위장염에 효과가 있다. 복부와 명치가 당기거나 식후에 배가 부글부글하며 설사할 때에 좋다.

▼마른 체형으로 위장이 약한 사람

②안중산(安中散)

최근에 나온「한방위장약」등에 많이 사용되고 있는 약이다. 명치가 아프고 복부가 당기고 구토하는 증상 등에 매우 효과적이다. 특히 마르고 만성적인 위통증세가 있고 단 것을 좋아하는 사람에게 잘 맞는다.

식욕부진의 치료혈

①지기(地機)
식욕증진을 위한 혈자리이다. 무릎 안쪽에서 무릎이 구부러지는 곳에서부터 오촌(五寸—엄지손가락 폭의 5배)내려와 정강이 뼈의 안쪽, 손가락으로 누르거나 자기립(磁氣粒—핍에레키반 등)을 붙이면 효과가 있다.

②중완(中腕)
위의 상태를 조절하고 설사에도 효과있는 혈자리, 명치와 배꼽의 중간.

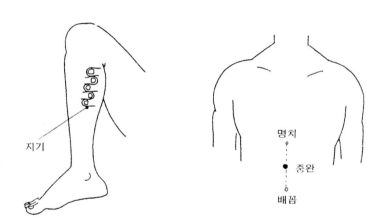

지기

명치
중완
배꼽

③족삼리(足三里)
건강장수를 위한 혈자리. 위장을 좋게한다. 발의 피로에도 좋다. 무릎에서 3촌(三寸—엄지손가락 폭의 3배)아래에 정강이 뼈의 바깥쪽을 말한다.

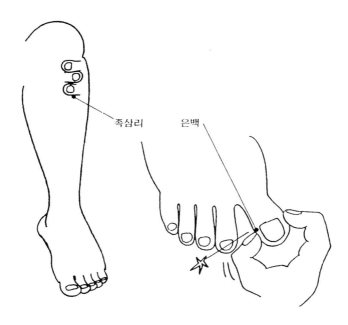

족삼리　　　　은백

설 사

설사에는 여러가지 타입이 있다. 무엇인가에 의한 감염증으로 위장의 기능이 이상해진 경우는 고열이나 심한 복통, 구토를 동반하는 경우가 자주 있다. 이런 경우는 한의원에서 치료를 받도록 한다. 또 체중이 점점 줄어드는 경우도 내장의 질환이 염려된다.

또 한가지 타입은 좋지 않은 것을 먹었을 때의 설사로 소화되지 않은 상태로 빨리 체외로 내보내려고 하는 방어반응이므로 복통을 가라앉히고 그 후에 체외로 내보낸다. 단, 탈이나면 치명적일 수도 있으므로, 너무 심한 경우는 한의원에 가보도록 한다.

세번째 타입은 과식, 과음으로 인한 설사로 이 경우는 위장의 소화능력을 초과했기 때문에 완전히 소화시키지 못한채 배출시키고 있는 상태이다. 소화분비를 촉진하는 약등으로 치료를 하도록 한다.

네번째 타입은 과로나 스트레스로 인한 설사이다. 이것을 총칭해서 괴민성 대장 증후근이라고 하는데 요즈음 눈에 띄게 증가하는 병이다. 이것이 더 진행되면 궤양성대장염(潰瘍性大腸炎)이 되고, 설사가 멈추지 않고, 결국은 혈변(血便)이 나오고 심한 경우에는 수술로 대장을 제거하고 인공항문을 이용하는 경우도 많다. 대장암도 급증하고 있다.

설사의 치료혈

①어제(魚際)
설사를 할 때 손바닥의 엄지손가락 아랫부분에 파란 혈관이 보이게 된다. 여기는 어복(魚腹)이라고 불리는 곳으로 이곳의 약간 바깥쪽이 혈자리이다. 잠시 눌러주면 파란 혈관이 사라지고 설사도 점점 멎게 된다.

②여태(厲兌)
둘째발가락의 발톱의 양옆을 세게 잡는다. 빨래집게 등으로 집어 놓아도 효과가 있다.

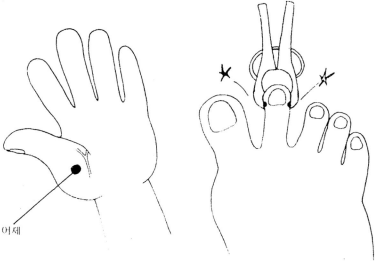

어제

한　약

▼배설하면 가벼운 설사
①반하사심탕(半夏瀉心湯)

　설사로 인한 식욕부진, 장에 가스가 차서 부글거리는 느낌, 트림이 나고 입에서 냄새도 나는 것 같은 경우, 약으로 인한 위장장해에도 적합하다. 복통이 심할 때는 적합하지 않다. 트림이나 구토가 심할때는 생강즙을 넣으면 생강사심탕(生姜瀉心湯)이 되고 효과도 좋다.

▼복통이 심한 설사
②시호계지탕(柴胡桂枝湯)

　열이 있을 때, 감기가 심해져서 생긴 설사, 복통에 좋다.

▼식후의 설사, 복통
③평위산(平胃散)

　특히 과음·과식으로 인한 설사, 복통에 효과가 좋다.

▼물이 많은 설사
④오령산(五苓散)

　변(便)이 적고 물이 많은 설사일 때 좋다. 입이 말라 물을 마시면 금방 토하기나 하는 경우에 좋다.

▼설사 후 맥이 빠지는 경우
⑤인삼탕(人蔘湯)

　설사 후 힘이 빠져버린 경우에 사용한다. 냉증으로 만성위장 장해가 있는 사람이나 빈혈증세가 있는 사람, 또 병을 치른 후에도 복용하면 좋다.

▼스트레스성 만성 설사
⑥계지가작약탕(桂枝加芍藥湯)

　신경성 설사, 냉증으로 배가 붓고 아프면서 생긴 설사, 설사와 변비를 번갈아 반복하는 경우, 오른쪽의 복직근(腹直筋)이 경련을 일으키는 경우에도 효과가 좋다.

식이요법

①절식(絶食)

설사가 너무 심할 때는 반나절이나 하루 정도 절식을 하십시요. 단, 사과즙등으로 수분을 충분히 보충하도록 한다.

②매실장아찌와 매실식초

매실장아찌와 매실식초는 소화를 돕고 살균작용이 있다.

③부추국, 마늘죽

부추나 마늘에는 살균작용과 위장을 따뜻하게 하는 작용이 있다. 마늘즙은 무좀등에도 쓰일 정도이다. 차조기잎도 효과적이며, 특히 생선중독에도 효과가 있다.

④사과를 갈아 먹는다.

설사를 했을 때 사과를 갈아서 먹는 것은 우리나라뿐만 아니라 독일에서도 옛날부터 전해내려오는 민간요법이다. 사과는 설사뿐만 아니라 변비에도 효과가 있어 자기전에 사과를 먹으면 점점 변통(便通)이 좋아진다. 또, 장수하기로 유명한 미국의 버몬드주에서는 사과식초 2순갈, 벌꿀 2순갈을 물 한컵에 타서 매일 마시는 것이 건강법으로 전해지고 있다.

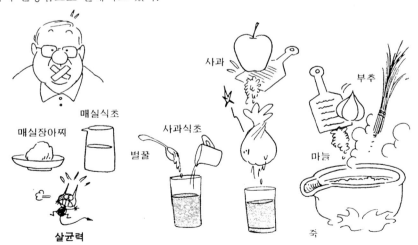

매실장아찌　매실식초　벌꿀　사과식초　사과　부추　마늘　살균력　죽

가슴 두근거림 · 숨참

가슴이 두근거리는 것과 숨이 차는 것은 대개 함께 나타나고 두가지 모두 폐나 심장에서 오는 증상이다. 누구나 심한 운동을 한 후에는 가슴이 두근거리거나 숨이 차는 것을 느낀다. 문제는 계단을 조금만 올라가도 가슴이 두근거리거나 숨이 심하게 차고 쉽게 진정되지 않거나 하는 이상 상태이다.

그런데 가슴이 두근거리는 것과 숨이 차는 것은 몇가지 원인을 생각할 수 있다.

①심장병을 의심해 본다.

심장은 주먹 쥔 정도의 크기이다. 그 심장이 하루에 10만회 맥박이 뛰고, 양동이 800통의 혈액을 내 보낸다. 무척 심한 노동이다.

이 심장에 혈액을 보내는 관상동맥(冠狀動脈)에 이상이 생겨 갑자기 심장의 근육이 움직이지 않게 되는 것이 심근경색(心筋梗塞)이다. 과로사, 돌연사에서 심부전(心不全)이 원인이 되는 경우가 자주 있지만 대개는 심근경색이라고 한다. 다른 심장병(협심증, 동맥경화증, 심장판막증 등)도 그렇지만, 발작을 일으키기 전에 가슴이 두근거리거나 숨이 차는 등의 위험신호가 있다. 그러므로 이상하게 가슴의 두근거리거나 숨이 차는 것을 느낀다면 우선 한의사의 진찰을 받도록 한다.

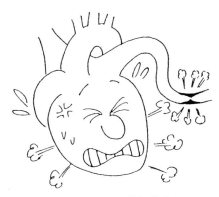

심장은 심한 노동을 한다.

②폐병

먼지투성이인 곳에서 오랜 시간 일을 하면 폐에 작은 먼지가 쌓여 기능이 저하되고(진폐-塵肺, 폐기종-肺氣腫이나 폐선유증-肺線維症 등), 산소가 부족해져서 심장에 부담을 주어, 심장이 두근거리거나 숨이 차는 증세가 나타난다. 빈혈이나 천식도 산소부족으로 가슴이 두근거리거나 숨이 차는 증세가 나타난다.

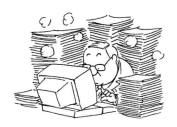

③스트레스·과로

심장이나 폐의 기능은 정상적이나 과로나 스트레스로 인한 정신적 긴장이 심장을 움직이고 있는 자율신경에 영향을 주어 가슴이 두근거리고 숨이 차게 한다. 심각한 고민이나 깊은 상심에 빠지면 「가슴이 아프다」라고 말하지만, 실제로 심장이 아픈 사람도 적지 않다.

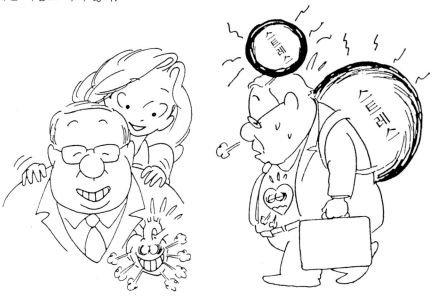

43

생활속에서

호흡 건강법

호흡은 자율신경에 의해 발생한다. 무의식중에 숨을 들이마시고 내뱉고 하는 것이다. 그러나 동시에 호흡은 스스로 조절할 수 있다. 호흡은 자율신경에 의해 무의식중에 행해지면서 자신의 의지에 의해서도 조절할 수 있는 유일한 신체기능이다.

이 호흡활동을 자신의 의지로 활성화시키면 역으로 자율신경에 좋은 영향을 줄 수 있고, 더 나아가서는 내장(內腸)도 활성화 시킬 수 있다고 한다. 호흡은 들여마시는 것보다는 내뱉는 것이 중요하다. 내뱉을 때는 맥박도 혈압도 떨어진다. 기공도 요가도 좌선도 태극권도 천천히 숨을 내뱉는 것을 훈련한다. 한숨을 쉴때와 같이 몸의 힘을 빼고 천천히 숨을 쉬며「길게 호흡하면 장수한다」라고 생각한다.

● **국화꽃 말린 것을 다려서 마시면 효과가 있다.**

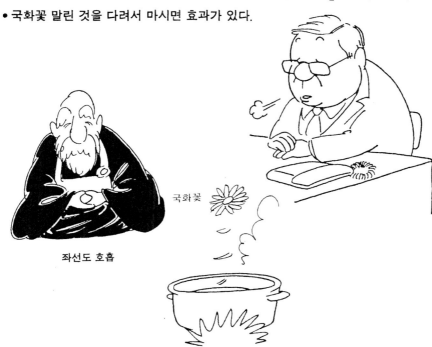

국화꽃

좌선도 호흡

가슴 두근거림 · 숨참의 혈자리

①소충(小衝)

왼손 새끼손가락의 손톱 양옆을 세게 누른다. 너무 심할 때는 깨물으면 효과적이다.

②단중(壇中)

좌우의 유두(乳頭)를 연결하는 선의 한가운데, 뼈위를 양손으로 누른다.

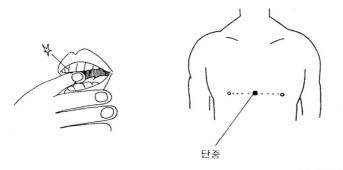

단중

한   약

▼좀처럼 낫지 않는 가슴 두근거림

①영계출감탕(苓桂朮甘湯)

현기증, 일어섰을 때 느끼는 어지럼증이나 두통, 위에 물이 찬다고 느끼는 사람에게 좋다.

▼몸이 약해져서 맥박에 이상이 있을 때

②자감초탕(炙甘草湯)

맥박을 조절하는 효과가 있어서 「복맥탕(腹脈湯)」이라고도 불려진다. 심장신경증(心臟神經症), 판막증(辦膜症) 등에도 복용한다.

서화는 기공과 통하는 장수건강법 ─────────

중국에서는 글을 쓰고 그림을 그리는 사람은 오래 산다고 말한다. 글을 쓸때는 정신을 집중해서 마음을 편안히 하고 망아의 경지로 들어가, 호흡과 붓의 움직임을 통일시킨다.

손끝만을 움직이는 것이 아니라 몸과 정신을 통일해 심신을 해방시켜주는 매우 좋은 건강법이라고 할 수 있다. 서예뿐만 아니라 회화나 도예, 목조 등도 같은 효과가 있다고 여겨진다. 사실, 중국의 서화가는 80세, 90세까지 사는 사람이 많고 우리나라에서도 서예가, 도예가 중에는 장수하는 사람이 많다고 한다.

서예나 회화 등은 기공(氣功)이나 태극권(太極拳)과 같은 효과가 있다. 기공이라고 하는 것은 「기(氣)의 단련」이라는 의미로 체내에 흐르는 기(氣)를 충실하게 하는 것을 목적으로 하는 것이다. 氣의 체득은 그렇게 어려운 것이 아니라 어느 정도의 수련으로 대부분의 사람들이 실감할 수 있다. 중국에서는 수천명의 사람이 매일 기공운동을 하고, 거국적으로 氣의 실체를 물리적으로 파악하고자 하는 연구가 진행되고 있다.

스트레스전성시대를 맞고 있는 우리나라에서도 기공이 조용한 붐을 일으키고 있다. 여유있는 호흡, 움직임의 리듬, 무아의 경지에서 아무것도 구애받지 않는 마음의 상태를 만들어 낸다. 이 氣의 세계는 서예, 회화, 도예의 세계와 서로 통하는 점이 있는 것 같다. 예술이 아니더라도 예를들면 마작이라도 손끝을 사용해 작전을 짜고, 승패의 긴장감과 집중력을 키운다면 머리의 둔화를 방지하는 역할을 한다. 정신의 집중과 손재주, 이것이 중요하다.

불 면 증

불면에는 정말 잠을 못자는 불면증과 자지 못하는 것은 아닐까하는 불면 공포증 두가지가 있다. 인간은 깨어 있을 때만 기억하기 때문에 잠이 잘 안오거나, 밤중에 몇번이나 깨거나 하면 그것만을 기억해서 하룻밤 내내 잠을 못잔것 같이 느끼게 되는 것이다.

잠이 잘 안오는 사람은 「자야 한다」라고 하는 의식이 강해 그것이 오히려 잠을 안오게 해버리는 것이다. 실제로는 30분 정도 잤는데 2~3시간도 잘 수 없었다고 느끼는 사람이 꽤 많다. 이러한 불면을 정신생리성불면(精神生理性不眠)이라고 하고, 신경질적인 사람에게 많지만, 불면을 호소하는 사람의 반이상이 이 타입이다.

그렇지 않은 불면은 어떤 병으로 통증이 심해서 잠들 수 없거나, 혹은 우울병, 정신분열증 등이 원인이다.

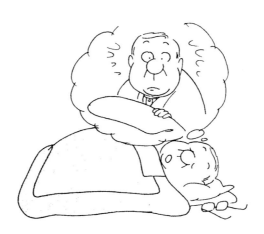

생활속에서

① 「잠을 못 자도 좋다」라고 생각한다.

차라리 잠을 자려는 노력을 그만두고, 책을 읽거나 라디오를 듣거나(신경이 날 카로워져 지기 때문에 보지 말것) 해서, 마음을 편안히 갖는 것이 좋다.

②발바닥으로 숨을 쉰다.

발바닥으로 호흡을 하고 있다고 상상하고 천천히 숨을 내쉰다. 너무 집중하지 말고, 가볍게 의식하면 예상외로 잠을 잘 수 있다.

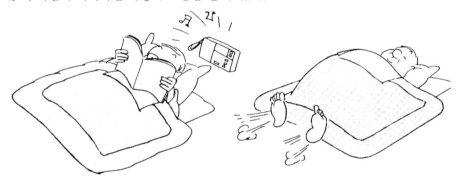

③술을 조금 마신다.

알코올은 인간의 정신작용중에서 제일 고등한 억제작용을 저하시킨다. 따라서 너무 마시면 실패를 하지만, 불면일 경우에는 정신을 안정시키는 역할을 하는 효과가 있다.

자기 전에 술을 너무 마시지 말 것.

④**파를 머리맡에 두고 잔다.**

파를 5센치 정도로 잘라서 행주에 싸서 머리맡이나 코 아래에 두면 잠이 잘온다. 파에는 신경을 안정시키는 진정효과가 있기 때문이다. 양파도 효과적이다.

⑤**향기를 맡으며 잠든다.**

향(香)에는 정신안정작용이 있다. 인공향료는 무의미하다. 천연 향을 사용한다. 나무의 향(백단향－白壇, 침향－沈香)도 효과가 있다. 최근에는 노송나무로 만든 목욕약제도 시판되고 있는데, 노송나무의 향에 들어있는 성분은 정신안정작용을 한다.

석가는 보리수나무 아래에서 명상을 하고, 공자는 느릅나무 아래에서 명상했다는 등의 전설도 있다. 그렇다고 나무라면 다 좋다고 말할 수 없다.

꽃향기중에 장미나 쟈스민은 사람을 흥분시키는 향기이다. 그렇기 때문에 프로프즈를 할때 대개 장미를 준다. 물론 불면에는 역효과를 낸다.

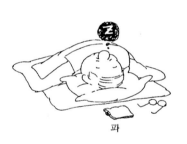

파

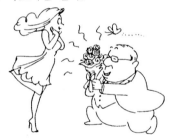

장미는 사람을 흥분시키는 향기……

⑥**발을 씻는다.**

발이 차가워서 잠을 못이루겠다라는 사람이 꽤 많다. 뜨거운 물에 발을 따뜻하게 하거나 샤워를 하면 좋다.

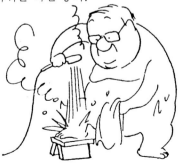

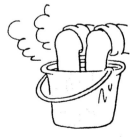

발을 따뜻하게 한다.

불면의 치료혈

①용천(湧泉)

산부인과의 모든 증상과 불면증에 효과 있는 혈자리. 노화방지에도 좋다. 발바
닥에서 발을 바깥쪽으로 구부리면 움푹 패이는 곳을 말한다.

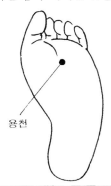

용천

 # 식이요법

①파된장국

그릇에 파를 잘게 썬 것과 가다랭이포, 된장을 넣고 뜨거운 물을 부어 섞는다.
자기전에 마신다.

②된장을 넣고 물을 말아 먹는다.

된장과 썬 파를 밥 위에 얹어서 물을 말아 먹는다.

중국에서는 「총기탕－葱豉湯」이라는 처방의 약이 있다.

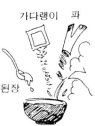

가다랭이 파

된장

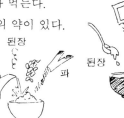

된장
파

한　약

▼체력이 강한 사람

①시호가룡골모려탕(柴呼加龍骨牡蠣湯)

한방의 정신안정제로, 불면증 외에 신경쇠약, 고혈압, 임포텐스에도 효과가 있다. 시호라고 하는 생약에 호랑이뼈(공룡 뼈), 모려(牡蠣－감껍질) 등의 칼슘과 11종류의 한약을 넣어 처방했다.

▼체력이 부족한 사람

②가미소요산(加味逍遙散)

여성의 여러가지 부정 수소(不定愁訴－병은 아니지만 막연히 고통을 호소하는 증상)에 효과있는 약으로 체력이 부족한 남성에게도 적합하다.

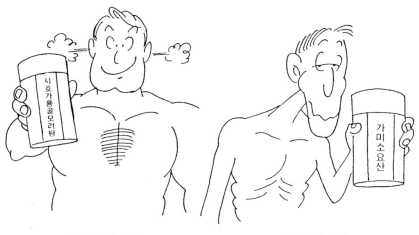

체력이 강한 사람　　　　　　체력이 약한 사람

현기증 · 귀울림

현기증·귀울림이라고 하면 금방 난청(難聽)이 아닐까 하고 걱정하는 환자가 많지만, 그렇게 쉽게 걸리는 병은 아니다. 천장이 빙글빙글 도는 것 같은 심한 현기증은 진성현훈(眞性眩暈)으로 생각할 수 있다. 가벼운 현기증이나 일어섰을때 어지럽거나 하는 정도라면 가성현훈(假性眩暈)일 지도 모른다. 저혈압이나 혈압 강하제(血壓降下劑)의 부작용으로 휘청휘청하며 현기증이 날 수도 있지만, 뇌출혈(腦出血) 등의 이상을 나타내는 경우도 적지 않다. 증상에 따라서 한의원에 가서 진찰을 받도록 한다.

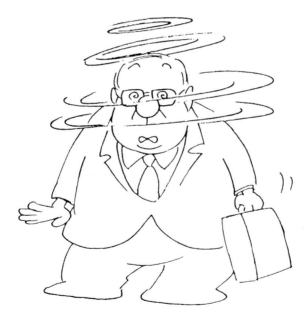

현기증에 귀울림, 난청이 심해지고, 현기증이 심한 경우는 난청증후군(메니아르 증후군)일 가능성도 있다. 메니아르 증후군의 주된 원인은 과로와 스트레스이다.

귀울림은 한쪽만 울리는 경우는 외이(外耳)나 중이(中耳)에 병이 생긴 것이고, 양쪽 귀가 울리는 경우는 내이(內耳)의 병이나 고혈압으로 인한 경우가 많다. 메니아르 증후군의 경우는 꽤 높은 음이 울린다.

귀울림은 특별히 어떤 병과 연결되어 생기는 것 이외에는 그다지 신경 쓸 필요가 없다. 귀지가 많아도 귀울림이 나는 경우가 있다. 방음장치가 잘된 방에 들어가면 누구나 귀울림을 들을 수 있다. 보통, 주위의 소리로 인해 안 들리게 했을 뿐, 누구나 많든 적든 귀울림이 난다.

귀울림이 들리면, 눈을 감고 숲속에서 매미소리를 듣고 있는 것을 상상해 보자. 또, 시를 감상하기도 한다.

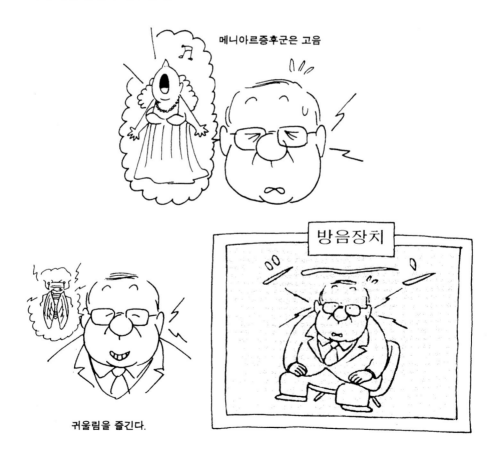

메니아르증후군은 고음

귀울림을 즐긴다.

방음장치

현기증 · 귀울림의 치료혈

①이문(耳門)—귀울림
②청궁(聽宮)—귀울림
③풍지(風池)—현기증
④천주(天柱)—현기증

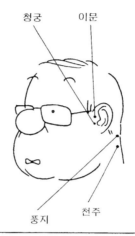

청궁　이문

풍지　천주

한　　약

▼현기증, 귀울림
①영계출감탕(苓桂朮甘湯)
　현기증, 일어날 때 느끼는 어지럼증, 휘청거림, 가슴이 두근거리고, 현기증과 함께 두통이 나며, 머리에 무엇인가 덮인 것 같은 느낌이 나는 경우
▼입이 마르고 구토, 설사를 하는 경우
②오령산(五苓散)
　입이 마르고, 소변의 양이 적고, 구토, 부종, 두통, 현기증 같은 증상이 있는 경우
▼손발이 매우 차고, 체력이 떨어질때
③진무탕(眞武湯)
　체력이 떨어지고 손발이 차고, 현기증, 복통, 설사 등의 증상이 있는 경우

숙 취

숙취는 알코올이 완전히 분해되지 않고 아세트알데히드라고 하는 독성이 강한 성분이 체내에 남아 있는 상태이다. 그것이 구토, 두통, 부종 등의 증상으로 나타난다.

알코올은 위에서 20%, 장에서 80% 흡수된다. 위에서 20%나 흡수되어 버리기 때문에 다른 영양분과 달리 빠르게 체내를 돈다. 흡수된 알코올은 간장에서 분해를 하는데, 간장이 처리능력은 평균적으로 우리나라의 술인 경우에는

● 1시간에 7그램(0.3홉)

● 마시고 부터 아침에 일어날 때까지를 8시간이라고 하면

● 8시간×0.3홉＝2.4홉

즉, 평균적으로 술을 2홉반 이상 마시면 숙취가 남게 된다.

맥주는 알코올 도수가 우리나라 술의 반이기 때문에 2배의 5홉 ＝ 약 2병 정도까지이다.

소주는 1.2홉 정도, 위스키라면 3분의 1정도인 0.8홉 정도이다.

이렇게 말해도 마시면 꼭 과음을 하는 버릇을 가진 사람도 있다. 가끔은 괜찮지만, 매일 허용량을 초과하면 간장이 견디지 못한다. 일주일에 이틀은 휴간일(休肝日－술을 마시지 않는 날)을 정해 지키도록 한다.

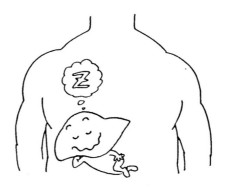

일주일에 2일은 휴간일

그리고 공복시(空腹時)의 음주는 반드시 피한다.

한국인은 10% 정도가 알코올 분해효소결핍증(分解酵素缺乏症)으로 술을 거의 마시지 못한다. 즉, 외국인에 비해서 다량의 알코올을 마시지 못하는 체질이다. 그렇기 때문에 모임이라든가 단련을 한다고 무리해서 마시면 몸에 좋지 않다. 자신의 주량(마실 수 있는 한계가 아니라 건강을 지킬 수 있는 주량)을 잘 알아서 스스로 조절하는 것이 중요하며, 기분좋을 정도로만 취하는 것이 술 마시는 요령이다.

 # 생활속에서

한방에서는 취한 상태를 열이 올랐다고 한다. 그래서 몸을 차게 해서 술을 깨게 한다.

①감을 먹는다.

감은 몸을 차게 하는 작용을 한다. 음주후에 감을 먹으면 효과적이다. 귤이나 멜론, 참외도 몸을 차게 하므로 음주로 인한 숙취예방이 된다.

②차를 마신다.

차는 이뇨작용(利尿作用)을 한다. 음주후 많이 마시면 알코올을 체외로 많이 배출해서 간장의 부담을 줄일 수 있다. 맥주는 그 자체에 이뇨작용이 있어서 숙취가 거의 없다.

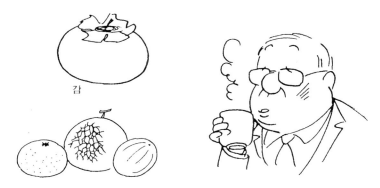

감

③단 것을 먹는다.

단 것은 간장을 보호하는 작용이 있다. 음주후에 먹어두면 좋다.

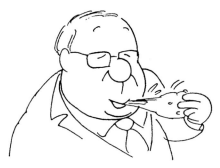

음주후에는 단것을 먹는다.

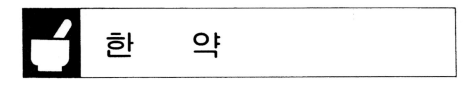
한 약

▼열을 없애고 술을 깨게 한다.

①황연해독탕(黃連解毒湯)

숙취에 좋은 약인데, 가능하면 술을 마시기 전에 복용해 숙취를 예방한다. 이 약은 뇌졸중이나 머리가 멍해지는 것을 예방해 주는 약으로 최근 주목받고 있다.

▼소변을 배출하여 혈중 농도를 낮춘다.

②오령산(五苓散)

두종류의 말굽버섯이 처방되어 있어 이뇨(利尿)를 촉진한다. 편두통에도 효과적이다.

▼황연해독탕과 오령산을 합친 약

③오령황해(五苓黃解)

숙취의 두가지 약을 합쳐 처방한 한약, 최근에 만들어진 약이다.

숙취의 치료혈

①아침에 일어나 숙취가 남았다고 생각되면 베개를 등뼈 아래에 세로로 넣는다.

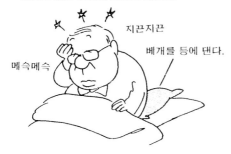

지끈지끈

베개를 등에 댄다.

메슥메슥

②양팔 양다리를 쭉 뻗고 몸을 젖힌다.

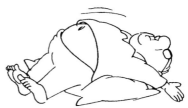

③엄지손가락을 빼 네 손가락으로 명치에서 옆으로 천천히 숨을 내쉬면서 조금 강하게 마사지 한다.

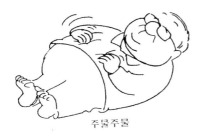

주물주물

④끝으로 배꼽의 좌우 양옆을 엄지손가락으로 꾹 누르고 5~6분 정도 그대로 있는다.

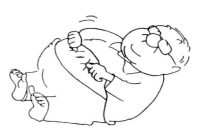

2. 성인병 대책

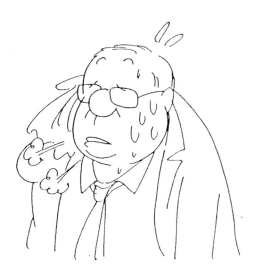

고 혈 압

　고혈압이라는 것은 몸과 마음이 안정된 상태에서 측정한 혈압이 최고 160이상, 최저 90이상을 나타내는 경우를 말한다. 고혈압이라고 한마디로 말하지만 원인은 여러가지이다.

①병이 원인인 고혈압

　신장병(腎臟病)이나 내분비(內分泌)의 이상(異常)이 원인으로 생긴 고혈압은 증후성고혈압(症候性高血壓)이라고 하며 병의 근본적인 치료가 필요하다.

②체질, 과로, 스트레스로 인한 고혈압

　원인이 될 만한 병이 없는데도 생기는 고혈압이며, 본태성고혈압(本態性高血壓)이라고도 하는데, 고혈압 인구의 90%가 본태성고혈압이다. 원인은 유전, 체질, 식사, 운동부족, 과로, 스트레스 등이다. 스트레스로 인한 고혈압은 최저혈압이 높은 경향을 보인다. 이러한 증상이 보이는 경우는 안정을 취하고, 스트레스를 피하는 것이 중요하다.

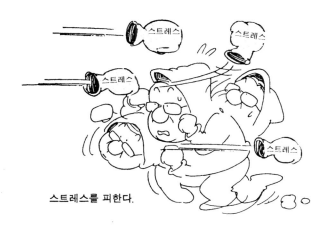

스트레스를 피한다.

③심리적인 고혈압

그다지 높지는 않지만, 의사만 봐도 혈압이 올라가는 사람이나 측정중에 의사가 고개를 갸웃거리기만 해도 혈압이 올라가는 환자가 있다. 혈압은 상황에 따라 변화할 수 있는 것으로 며칠동안이나 혈압이 일정하면 오히려 이상이 있는 것이다. 그러므로 한번 재서 조금 높다고 해서 금방 혈압강하제(血壓降下劑)를 주는 의사는 문제가 있다. 그것은 아무렇지도 않은 사람을 고혈압환자로 만들어버리는 것이다. 심리적인 고혈압은 금방 내려간다. 예를 들어 천천히 들여마시고 천천히 내뱉는 것을 몇번만 반복해도 20이나 30정도는 간단히 내려가는 사람도 있다. 그중에는 전혀 관계없는 비타민약을 투여해도 혈압이 내려가는 환자도 있을 정도이다.

결국 고혈압은 만병의 근원이다. 방치해 두면 동맥경화(動脈硬化)를 일으키거나 뇌동맥(腦動脈)에 이상이 생기며 뇌출혈(腦出血), 뇌경색(腦梗塞), 지주막하출혈(蜘蛛膜下出血), 심장에 연결된 동맥인 경우는 협심증(狹心症), 심근경색(心筋硬塞), 신장(腎臟)에 연결된 경우는 신경화증(腎硬化症)이나 요독증(尿毒症)에 걸린다. 이것들은 생명과 관계되는 위험한 병이다.

중년의 20%, 노인의 반 이상이 고혈압이라고 하는데 중년때 고혈압인 사람은 노인이 되면 더욱 심한 고혈압으로 고민하는 경우가 많다. 그러므로 빨리 치료하는 것이 좋다.

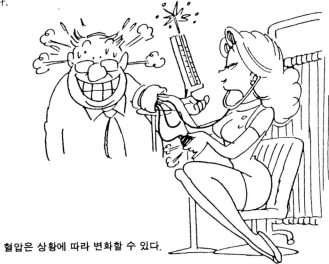

혈압은 상황에 따라 변화할 수 있다.

식이요법

①염분을 피한다.

　잘 알려진 것이지만, 우선 염분을 적게 먹는 것이 중요하다. 보통 사람의 1/2~2/3 정도로 줄여 준다. 같은 소금이라도 불순물이 많은 자연염이나 채소를 절일 때 사용하는 소금이 좋다. 불순물속의 마그네슘은 혈관확장작용(血管擴張作用)을 한다. 또 화학조미료는 피한다. 글루타민산 나트륨은 식염과 같은 나트륨 화합물이다.

②녹황색 채소를 많이 섭취한다.

　녹황색 채소는 비타민이 풍부하다. 섬유는 나트륨의 흡수를 막는다. 특히, 시금치 등은 마그네슘이 많기 때문에 좋다. 중국 등에서는 미나리를 많이 먹는다고 한다.

③칼륨이나 칼슘을 많이 섭취한다.

　두 영영소는 혈압강화작용이 있다.

④기름기가 많은 것을 피한다.

　지방이나 생크림, 고기는 피하고, 생선, 야채, 콩 등을 중심으로 하는 음식으로 식단을 바꾼다.

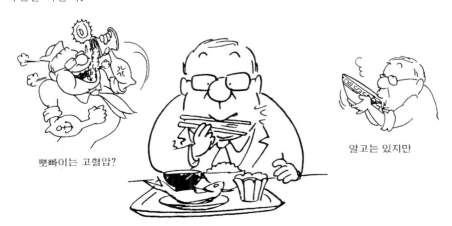

뽀빠이는 고혈압?

알고는 있지만

⑤과음에 주의한다.

⑥식초를 넣은 음식을 많이 섭취한다.

식초는 한방에서 말하는 어혈(瘀血 — 죽은 피)을 없애고, 혈액순환의 정체를 해소하는 작용을 한다. 일본의 야마가타(山形)의 특산물인 국화꽃 초(醋)절임 등은 고혈압에도 좋아 일석이조의 효과가 있다. 또 볶음요리에 식초를 넣으면 비타민의 파괴가 적어지고 염분의 섭취도 줄게 된다.

⑦된장을 많이 섭취한다.

된장은 동맥경화나 중풍예방에 좋다.

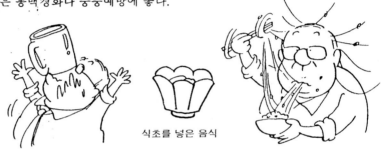

식초를 넣은 음식

⑧국화죽(菊花粥)

한방적으로 국화꽃의 맛은 감(甘), 고(苦)이며, 성질은 미한(微寒)이다. 청열(淸熱 — 열을 내린다), 해독(解毒), 명목(明目 — 눈을 맑게 한다), 소산풍열(疏散風熱), 평간양(平肝陽)의 효과가 있다고 여겨지며, 약리적(藥理的)으로는 혈압강하, 소염(消炎), 이뇨(利尿), 항균작용(抗菌作用)이 있다.

중국의 고전 「신농본초경 — 神農本草經」에는 「오랫동안 복용하면 혈기를 좋게 하고, 신체를 가볍게 하고, 노쇠를 막고, 수명을 길게 한다」라고 되어 있고, 국화꽃을 상용하면 노화방지에 도움이 된다고 강조하고 있다. 국화꽃을 사용한 제일 간단한 요리가 바로 이 국화죽(鞠花粥 — 중국어로는 쥬호와죠)이다.

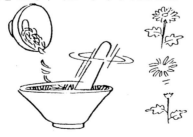

꽃의 가운데 부분이 붙어 있으면 떼고
꽃잎만 갈아서 가루로 만든다.

2~3인분으로 말린 국화 10~15그램, 쌀 50~100그램

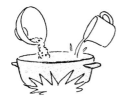 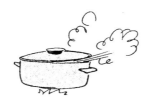 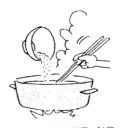

ⓐ씻은 쌀을 냄비에 넣고, 물을 부어 강한불로 끓인다.

ⓑ펄펄 끓기 시작하면 불을 약하게 하고, 뚜껑을 약간 열고 약한 불로 푹 무를때까지 끓인다.

ⓒ끝으로 국화 분말을 섞으면서 살짝 끓여 그릇에 담는다.

국화죽은 두통, 현기증, 입이 쓰고, 얼굴이 화끈거리며 화가 잘나고 손발이 뜨거워지는 등의 자율신경 실조(失調)에서 오는 증상을 개선한다. 고혈압 관상동맥부전, 협심증의 치료, 예방에 효과적이며, 더울 때 건강식으로써 머리를 맑게 하여 집중력을 키워준다.

 # 고혈압의 치료혈

①삼음교(三陰交)
순환계질환에 효과적이다. 발 안쪽 복사뼈에서 위로 3촌(엄지손가락 폭의 3배).

②인영(人迎)
고혈압, 천식, 만성기관지염에 좋다. 결후(結喉)에서 1촌5푼(엄지손가락 폭의 1.5배)되는 곳.

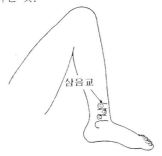

삼음교

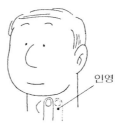

인영

한 약

▼몸이 비만한 체형

①대시호탕(大柴胡湯)

체격이 좋고 혈색도 좋으며, 소리도 굵은 타입의 고혈압 환자에게 좋다. 어깨결림이 있고 위장이 튼튼하고 애주가인 사람에게도 좋다.

▼대시호탕이 효과가 없는 사람

②방풍통성산(防風通聖散)

배가 불룩하게 나오고 변비가 있고 얼굴이 붉으며 살이 탄탄하게 찌고, 어깨결림이 심한 타입의 고혈압 환자에게 좋다. 한방의 살 빼는 약이라고도 한다.

▼스트레스성 고혈압

③시호가롱골모려탕(柴胡加龍骨牡礪湯)

안절부절하고 집중력이 떨어지고, 쉽게 놀라고 불안정한 사람, 불면으로 복부에서 두근거림을 느끼는 사람.

▼중년이후에 체력이 떨어진 사람

④조등산(釣藤散)

체력이 약하고 만성두통, 현기증, 귀울림 등의 증상을 동반한 동맥경화, 고혈압에 효과적이다. 위장이 약한 사람은 식욕부진, 구토를 일으키기도 한다.

▼쉽게 피로해지고 최저혈압이 높은 사람

⑤칠물강하탕(七物降下湯)

쉽게 피로해지고 피부가 거칠고, 현기증, 어깨결림, 머리가 무겁고 최저혈압이 높은 고혈압 환자에게 효과가 있다.

▼허약체질, 노인, 신장이 안 좋은 사람

⑥팔미지황환(八味地黃丸)

허리와 다리가 약하며, 허약한 고혈압 환자에게 좋다. 위장이 약한 사람은 안중산(安中散) 등의 위산을 함께 복용하면 좋다. 노인병의 대표적인 약이다.

협 심 증

협심증은 심장에 혈액을 보내는 혈관－관상동맥(冠狀動脈)에 콜레스테롤이 쌓여 혈액이 잘 흐를 수 없게 된 상태이다. 심근경색(心筋梗塞)이라고 하는 것은 이 가늘어진 혈관을 혈괴(血塊)가 막아서 혈액이 흐를 수 없게 되어 심장이 정지되는 병이다.

심장병이라고 해서 반드시 심장이 아픈 것은 아니다. 가슴 중앙, 어깨나 팔, 턱이나 이(齒), 명치 등이 아픈 경우가 있다. 고혈압으로 여기저기가 아프면 협심증(狹心症)일 수도 있다.

협심증인 사람이 심근경색(心筋梗塞)일 수는 없지만, 심근경색(心筋梗塞)인 경우 반이상은 협심증이라고 한다.

최악의 경우는 인공혈관(人工血管)으로 혈액을 보내거나, 카테터(katheter)로 혈관을 넓히는 수술을 해야 한다.

어쨌든 병원에서 진찰을 받는 것을 전제로 하되, 여기에서는 비교적 가벼운 협심증인 경우를 가정하며 방법을 소개한다.

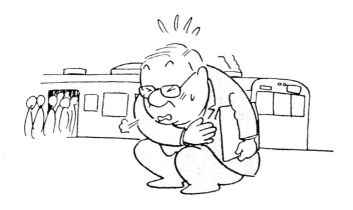

생활속에서

①**과로, 스트레스를 피한다.**

②**금연**

니코틴은 혈관을 수축시킨다. 담배는 반드시 끊도록 한다.

③**식사에 신경을 쓴다.**

(고혈압 항목 참조)

④**발작을 일으킬 때의 혈자리**

　가벼운 발작이라면 왼손 새끼손가락의

손톱 끝을 세게 깨물면 진정된다.

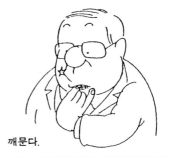

깨문다.

 # 한　　약

　협심증 환자는 니트로글리세린이나 니트롤 등을 복용하고 있다. 이 약품은 발작을 일으킬 때, 금방 통증이 진정되고 발작의 예방에도 효과가 있다. 한약은 한의원에서 처방을 받아 양약과 함께 복용한다.

▼비만형인 사람

①**대시호탕(大柴胡湯)**

　명치 양옆을 누르면 아프고, 체격이 좋고, 혈색도 좋고, 목소리가 굵은 사람. 어깨가 쉽게 결리고 위장이 튼튼하고 애주가인 사람.

▼혈색이 안 좋고 체력이 약한 사람

②**당귀탕(當歸湯)**

　혈색이 안 좋고, 등이 차고, 체력이 약하고, 명치가 아프고, 가슴에서 등을 꿰뚫는 것 같은 통증이 있는 경우

만 성 간 염

만성간염은 알코올에 의한 것 보다 바이러스에 의한 것이 압도적으로 많아서 「술과 간염은 관계없다」라고 말하는 사람도 많다. 그러나 간염바이러스의 보유자가 300만명이나 있지만, 발병률은 그 중 10%이다. 발병의 원인은 확실치 않지만, 과음이나 과로, 스트레스, 과식 등으로 간장을 혹사하면 할수록 발병의 가능성은 높아진다고 말할 수 있다.

따라서 알코올과 간염을 전혀 관계없는 것이라고 할 수는 없으며, 발병의 진행속도가 완만하기 때문에 「왠지, 나른하다」라고 생각되어 정기건강진단을 받아 본 결과, 급성간염이라고 하는 예도 많다. 역시 평상시의 절제생활이 가장 좋은 예방이라고 할 수 있다.

바이러스 간염중에서 A형은 급성간염으로 비교적 쉽게 치료되는 병이다. B형, C형은 고치기 어렵고 염증이 계속 남아 만성화하는 경향이 많다. 또, 만성감염중 10%가 간경화증(肝硬化症)으로, 간경화증의 10%가 간암(肝癌)으로 진행된다고 한다.

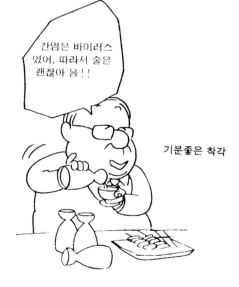

간염은 바이러스였어, 따라서 술은 괜찮아 음!!

기분좋은 착각

현재, 간장병에 확실히 효과있는 약이라고 할수 있는 것은 없다. 강력 미노하겐 C라고 하는 주사약을 맞으면 GOT나 GPT 등의 수치가 내려간다. 이 약의 성분은 한방에서 사용되고 있는 감초라고 하는 한약이다. 그러나 이것도 근본적인 치료법은 아니다.

간장병에는 시호(柴胡)가 들어간 한약이 매우 효과적이다. 그러나 섣불리 복용하면 죽음에 이르는 병이므로 한의원에서 자주 진찰을 받도록 한다. 거기에 양약과 함께 병용하면 효과가 있다. 최근엔 시호(柴胡)가 들어간 약을 사용하는 곳이 늘고 있다.

단, 금방 약효가 나타나지 않아도 계속해서 마시는 것이 중요하다. 한약을 계속해서 마시면 만성간염에서 간경화로 되는 비율이 8분의 1로 줄고, 간경화에서 간암에 이르는 비율도 또 8분의 1로 준다고 하는 자료도 있다.

간장병에는 시호제가 좋다고 해서 복용하는 사람이 많이 늘었나고 있다. 그에 따라 시호제에 민감한 반응을 보이거나 부작용이 나타나는 사람도 생기기 시작했다. 만약 약이 안 맞는다면, 복용을 중지하고 한의사와 상담해서 다른 약으로 바꾼다.

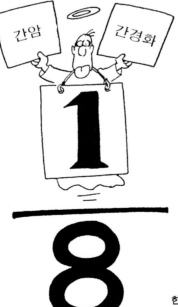

한방으로 8배나 좋아진다.

생활속에서

• **될 수 있는 한 눕는다.**

될 수 있는 한 누워서 간장에 혈액을 충분히 보내주는 것이 중요하다. 서 있는 것과 자는 것은 간장으로 보내는 혈액의 양에서 3배나 차이가 난다.

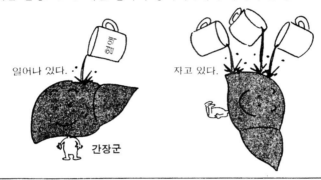

 # 만성간염의 치료혈

①태돈(太敦)

오른쪽 엄지발가락이 안쪽으로 구부러지면 간장의 적신호라고 할 수 있다. 엄지발가락 발톱끝의 안쪽이 간경(肝經)의 시발점이다. 여기를 세게 주무르거나 앞뒤로 구부리는 운동을 매일 한다.

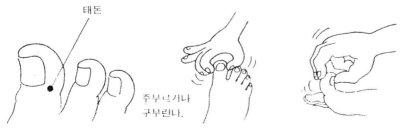

②여구

간염과 함께 발생하는 여러가지 증상을 완화시키는 혈자리이며, 안쪽 복숭아뼈의 하단에서 5촌(엄지손가락 폭의 5배)위가 되는 곳이다. 네손가락으로 누르면서 주무른다.

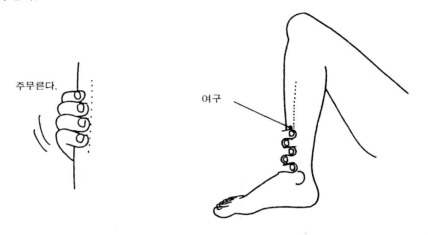

주무른다.

여구

• GOT, GPT 보는 방법

혈액검사에서 나오는 GOT와 GPT라고 하는 수치는 간세포가 부서지면서 산소가 혈액중에 빠져나오는 양을 나타내는 것이다. 특히 GPT는 거의 간장에만 있는 산소이다. 정상치는 GOT가 8~40, GPT가 5~40이다.

γ(감마) GPT라고 하는 것은 황달이나, 술을 마시고 있을 때 높아지기 쉬운 수치로 정상치는 0~60이다.

GOT나 GPT가 20도를 넘으면 일을 쉬고 자도록 하며, 10~20도 정도라면 일을 하는 도중에 때때로 편안히 쉬고, 10도 전후라면 식후 1시간 정도 누워서 쉰다.

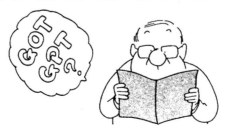

GOT GPT ?

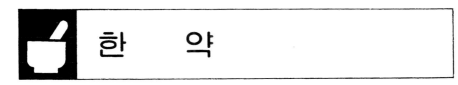

한 약

①~④는 체력이 강함→약함, 위장이 튼튼함→약함의 순서로 되어 있다. 자신의
증상에 맞는 약을 선택해 준다.

▼체격이 좋고 위장이 튼튼하고 술을 좋아하는 사람

①대시호탕(大柴胡湯)

▼체력이 좋고 손발이 찬 사람

②사역산(四逆散)

▼전신이 나른하고 위장이 약한 사람

③소시호탕(小柴胡湯)

▼식욕이 없고, 구토가 나는 사람

④시호계지탕(柴胡桂枝湯)

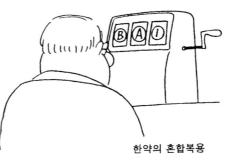

한약의 혼합복용

[①~④의 약과 함께 복용하면 효과적인 약]

▼냉증, 어지럼증이 심한 경우

ⓐ계지복령환(桂枝茯苓丸)

죽은 피를 없애고 혈액의 순환을 좋게 한다. 여성에게는 의이인(薏苡仁－율무)
과 함께 병용해 피부미용제로 사용하고 있다.

▼체력이 있고 황달(黃疸)에 걸린 경우

ⓑ인진호탕(茵蔯蒿湯)

주성분은 강가에 나는 쑥의 과수(果穗)이며 옛날부터 황달에 효과적인 약초로
사용되어 왔다. 여기에 대황(大黃)과 치자(梔子－치자나무 열매)를 넣어 처방한
다.

▼체력이 약하고 가벼운 황달증세가 있는 경우

ⓒ인진오령산(茵蔯五苓散)

인진호탕에 오령산을 첨가한 것.

식이요법

● 가막조개요법

옛날부터 황달에는 가막조개가 좋다고 전해져 왔다. 가막조개의 단백질은 프로틴 스코아 100인 최고의 단백질로 지방간(脂訪肝)예방에 효과가 있는 메티오닌과 다우린 등의 아미노산을 함유하고 있고 철분과 비타민 B_{12}도 풍부하다.

가막조개는 된장국에 넣으면 아주 별미이다. 된장에도 양질의 단백질이 들어있다. 약간 싱거운 된장에 9.7%, 콩된장에 17.2%의 단백질이 들어 있다. 가막조개는 생선된장국이나 붉은 된장국과 잘 맞는다.

● 가막조개즙

가막조개즙도 간단히 만들 수 있다. 신선도가 높은 가막조개를 하룻밤 물에 담가 더러운 것을 제거하고, 가막조개 400~500그램에 물 1ℓ를 넣고 약 1시간 약한 불로 끓인다. 불을 끄고 휠터로 걸러낸 즙만을 양이 반으로 줄 때까지 끓이고, 밀폐용기에 담아 냉장고에 보관하여 하루에 3번, 술잔으로 한잔씩 마신다.

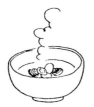

가막조개 된장국

1일 3회, 술잔으로 한잔

①물에 하룻밤 담가 더러운 것을 제거한다. ②약 1시간 정도 끓인다. ③거른다. ④양이 반으로 줄때까지 끓인다(냉장고에 보관).

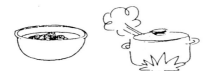
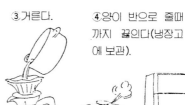

당 뇨 병

당뇨병은 전후(戰後) 영양상태가 좋아짐에 따라 급속히 늘고 있는 성인병의 대표격으로 신진대사(新陳代謝)에 관한 병이다. 췌장(膵臟)의 랑게르한스섬에 있는 β세포에서 분비된 인슐린은 혈액중의 포도당을 세포에서 추출해 에너지로 변화시키는 역할을 맡고 있다.

그러나 이 인슐린이 부족하면 혈액중의 포도당의 농도가 높아지고 소변에도 당이 나오게 된다.

공복시의 혈당치가 140mg /dl 이상으로, 포도당을 마시고 나서 2시간후에 여전히 200이상 혈당치를 나타내는 경우를 당뇨병이라고 진단한다. 인슐린의 부족으로 혈당치가 너무 높으면 혈관에 장해를 일으켜, 협심증이나 심근경색(心筋硬塞)을 일으키거나 망막출혈(網膜出血)를 반복해 실명을 할 수도 있다. 혈당치가 400mg /dl 이상이 되면, 혈액이 산성으로 기울어져, 때로는 의식을 잃고, 혼수상태에 빠져 버릴 수 있다.

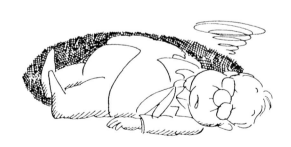

악화되면 의식을 잃는다.

당뇨병의 원인은 크게 둘로 나눈다. 하나는 췌장의 랑게르한스섬의 β세포가 못 쓰게 되어, 인슐린이 절대적으로 부족해, 치료에 인슐린주사가 필요하게 된 경우이며 여기에는 유전적인 원인이 크다. 어린이나 젊은 사람들이 걸리기 쉽고 당뇨병 전체의 3% 정도를 차지하고 있다.

또 하나는 유전적 요인을 가지며 거기에 과로나 스트레스, 비만, 불규칙한 생활 등을 원인으로 발생하는 경우로 중·노년층을 중심으로 많이 발생, 급증하고 있는 성인병으로서의 당뇨병이다. β세포엔 이상이 없고, 인슐린의 분비가 상대적으로 부족해서 생긴 병이다. 서서히 진행하기 때문에 「나른하다」「쉽게 피곤해진다」「금방 배가 고파진다」「소변이 자주 마렵다」라고 하는 정도의 자각증상으로 발견이 늦어 치료도 늦어지는 편이다.

단, 소변에서 당이 나왔다고 해서 금새 당뇨병이라고 할 수는 없다. 보통, 인간의 신장은 혈당치가 160mg/dl 이상이 되면 소변에 당이 나오게 된다. 그 상한이 낮아 140mg/dl 이하라도 당이 나오는 경우가 있다. 이것이 신성당뇨(腎性糖尿)이다.

또, 긴장하면 아드레날린의 분비가 증가되어 그 결과 소변에 당이 나올 수도 있다. 따라서 일시적으로 당이 나온다고 해서 당황하지 말고 자세히 검사해 보는 것이 중요하다.

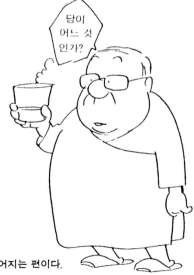

서서히 진행하기 때문에 발견이 늦어지는 편이다.

당뇨병의 치료혈

종아리 안쪽에 위치한 지기(地機), 삼음교(三陰交), 대도(大都) 세 군데의 혈자리를 자극해, 비장(脾臟)의 기능을 높여준다.

①지기(地機)
종아리 안쪽, 무릎에서 엄지손가락 폭의 5배 아래.

②삼음교(三陰交)
간경(肝經), 신경(腎經), 비경(脾經)이 교차하는 혈자리. 다리 안쪽 복숭아뼈에서 엄지손가락 폭의 3배 위.

③대도(大都)
엄지 발가락 발톱 끝의 바깥쪽에 있는 혈자리.

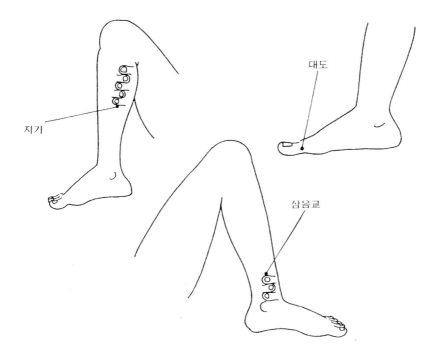

한 약

 병원에서 진찰을 받고, 인슐린 등 필요한 약을 처방받고, 식사조절에 대해서도 확실히 한 후 보조적으로 한약을 사용한다.

▼식욕이 좋고 위가 튼튼한 사람

①팔미지황환(八味地黃丸)

 쉽게 피로하고, 허리가 아프고 다리가 약한 사람, 소변이 자주 마려운 증상 등이 있는 경우 배꼽에서 하반신에 대한 약으로 노인병의 대표적인 약, 위가 약한 사람은 위산(胃散)을 병용하든가 술로 마시면 좋다.

▼땀을 흘리고 목이 마른 사람

②백호가인삼탕(白虎加人參湯)

 발열, 발한, 목이 마른 증상이 있는 사람. 당뇨병 초기에 잘듣는 약이다.

▼목이 마르나, 마시면 금방 토해 버리는 사람

③오령산(五苓散)

 목이 마르고, 소변이 적고, 구토, 설사, 부종 등의 증상에 효과적이다.

▼체력이 약하고 위장이 약한 사람

④사군자탕(四君子湯)

 식욕이 없고, 마르고 안색이 안 좋고, 빈혈증세가 있는 경우에 좋다.

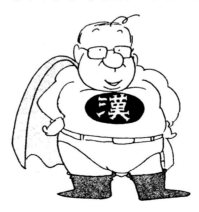

식이요법

당뇨병의 식이요법이나 칼로리계산은 다른 여러 책에서 상세히 다루었으므로 여기에서는 우리가 지녀야 할 마음가짐에 대해서 적어 두었다.

①당뇨병 식사는 장수하는 식사이다.

의사의 지시에 따라 식사를 조절해 주십시요. 힘들 수도 있지만, 이것은 동시에 장수로 연결되는 식생활이기도 하다. 그렇게 생각하면 열심히 할 수 있다.

②양은 언제나 80% 정도만 먹는다.

아무리 맛있는 음식이라도, 아무리 몸에 좋은 음식이라도 위의 80% 정도만 채우도록 먹는다. 물론 술은 더욱 더 그렇다. 맥주 1병 정도를 마시면, 밥을 한그릇 줄이는 식으로 조절해 주십시요.

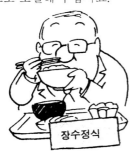

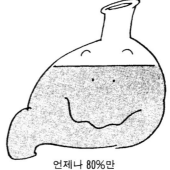

언제나 80%만

③여러가지 골고루 먹는다.

양을 줄여 아무거나 먹는 것이 중요하다. 단 것도 괜찮다.

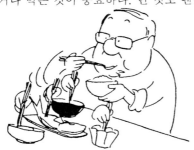

노화는 포식이 촉진시키고 절제된 식사가 지연시킨다. ──

　노화의 정도는, 나이로만 판단할 수 없다. 쉽게 늙어버리는 사람이 있는가 하면, 언제나 젊어보이는 사람도 있다. 이러한 노화도로 인간을 평가하는 「생물연령」이라는 개념이 화제를 일으키고 있다. 생물연령을 재는 시계가 대뇌의 어딘가에 있다라고 생각되어 노화시계(老化時計)라고 불려진다. 멀지않아 정년퇴직은 연령과는 관계없이 「생물연령」으로 하는 시대가 올지도 모른다.

　그러므로 이 생물연령은 당뇨병이나 고혈압 등 성인병에 걸리면, 병으로 인한 고통뿐만 아니라, 노화시계도 빨리 돌게된다. 이른바, 병적노화이다.

　또, 쥐에게 음식을 제한없이 먹이면, 600일에서 1000일 정도 살고 죽어버리지만, 식사를 제한하면 1200일 정도까지 수명을 연장할 수 있다고 하는 실험결과가 나왔다.

　즉, 포식은 노화시계를 촉진하고, 절제된 식사는 노화시계를 늦춘다.

　정말로 위의 80%만 채우는 것은 다른 어떤 것 보다도 훌륭한 건강법일지 모른다. 의학적으로도 암 예방법이나 성인병의 식이요법에는 반드시 많은 종류의 음식을 섭취하되 그 양은 80%만 먹으라고 쓰여 있다.

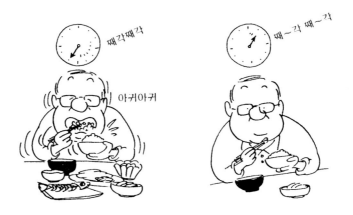

만성신장염 · 부종

신장염(腎臟炎)은 몸안의 대사산물(代謝產物)－예를 들어 요소(尿素)나 요산(尿酸), 크레아티닌이라고 하는 노폐물이나 혈액중의 과다한 수분이나 염분을 배설해서 체내의 환경을 유지하는 중요한 역할을 하고 있다.

신장염은 혈액을 여과해서 뇨를 만드는 사구체(糸球體)에 출혈성 염증이 생긴 것을 말한다. 여성보다 남성에게 많이 발생한다.

쇼크, 대출혈, 외상, 수술, 심한 화상, 때로는 편도선염 등의 고열에 의해 급성신장염을 일으킬 수 있다. 급성신장염이 1년 이상 되면, 만성신장염이 될 수 있는데 이 만성신장염은 모르는 사이에 점점 진행되어 결국 신장염이 되는 경우가 많다.

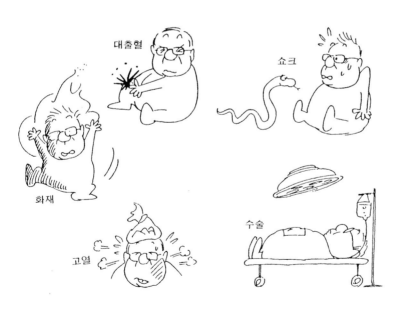

신장염의 원인은 여러가지

만성신장염을 방치하면 신부전증(腎不全症)이 되고, 더욱 악화되면 요독증도 함께 생겨 뇌세포에 영향을 주어 의식장애가 생긴다. 생명이 위험한 경우는 인공투석이나 신장이식 밖에 방법이 없다.

자주「단백질이 나왔다」라고 하는 것은 소변에서 배출되지 말아야 하는 단백질이 신장에 장애가 생겨 단백질 상태로 배출되는 상태이다. 뇨에서 단백질이 검출되는 것이 신장병의 발견으로 이어진다.

신장장애라고 생각되는 특징은 뇨검사에 의한 단백질 검출 외에, 부종을 들 수 있다. 부종은 몸안에 수분이 과다하게 쌓여서 생기는 것이다. 인간의 몸은 섭취하는 수분과 배출하는 수분이 거의 같다. 신장염은 이 수분의 대사가 이상해져서 부종이 생긴다. 처음에는 눈꺼풀이나 뺨의 부종을 발견하는 일이 많다고 한다. 그 외에, 혈뇨나 갑작스런 고혈압 등의 증상을 보인다.

이 경우는 수분을 쉽게 배출하도록 이뇨제를 사용한다. 그러나 부종이 생기면 무조건 신장장애라고 할 수 없다. 정확히 진찰받도록 한다.

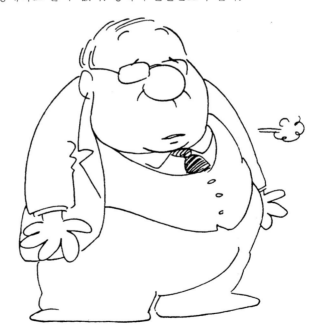

부종은 신장장애의 위험신호

한 약

악화되면 생명까지 위험한 병이다. 병원에서의 검사, 치료를 게을리 하지 말고 그리고 한방약을 함께 복용해 주십시요. 만성신장염은 고치기 어려운 병이지만 한약으로 매우 좋아진 경우도 적지 않다. 느긋하게 계속 복용해 주십시요.

▼식욕이 좋고 위장이 튼튼한 사람

①팔미지황환(八味地黃丸)

일명 「신기환－腎氣丸」이라고 불린다. 위장이 약한 사람은 안중산 등의 위산과 함께 복용하면 좋다.

▼팔미지황환이 효과가 없는 사람

②우차신기환(牛車腎氣丸)

팔미지황환에 우슬(牛膝－소 무릎), 차전자(車前子－질경이)을 넣어 그 작용을 강력하게 한 약이다.

▼부종을 없애는 데

③오령산(五苓散)

입이 마르고, 소변이 적고, 부종이 있는 사람, 물을 마시면 금방 토해버리는 경우에 효과적이다.

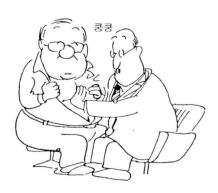

빈뇨 · 전립선 비대

인간은 누구나 나이를 먹으면 소변을 자주 보게 된다. 나이를 먹으면 요선(尿腺)이 가늘어 져서 배출하는데에 시간이 걸리기 때문이다.

중년이 되어 소변이 자주 마려우면 「이젠 나이가 들었구나」하고 생각한다. 또, 전립선 비대일 우려도 있다.

60세가 넘으면 남성의 7할이 이 병에 걸린다고 한다. 남성 호르몬의 감소 등의 노화현상으로 정액을 만드는 전립선 내부에 결절(結節)이 생겨, 이것이 커지면 전립선의 중앙을 지나는 요도를 압박해서 소변이 잘 안 나오며 자주 마렵게 된다.

50세 전후해서 초기 증상이 나오는데, 전립선 비대는 요도에 기계를 넣어, 배를 절개하지 않고도 치료할 수 있으므로 빨리 치료를 받도록 한다.

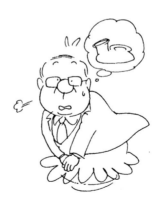

소변이 급하다. 나이탓인가?

빈뇨 · 전립선 비대의 치료혈

▼자주 소변을 보는 경우

①천추(天樞)와 중극(中極)

소변이 자주 마려운 경우는 천추(天樞－배꼽의 양옆)와 중극(中極－배꼽 아래)을 손톱으로 조금 강하게 누른다. 하루에 여러번 반복하면 좋아진다.

▼부종

②복류(復溜)

옛부터 손발의 부종에 잘 듣는다고 하는 명혈(名穴)이며 혈자리에 조자기립(朝磁氣粒)을 붙여 두면, 저녁까지는 부종이 내린다.

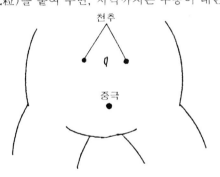

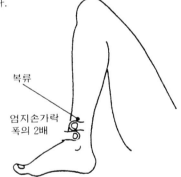

▼소변이 잘 안 나올 때

③신유(腎兪)

소변이 잘 나오게 하는 혈자리.요통에도 좋다.

④방광수(膀胱兪)

소변이 잘 나오게 하는 혈자리

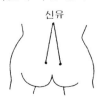

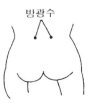

한　약

▼식욕이 좋고 위장이 건강한 사람

①팔미지황환(八味地黃丸)

　소변이 자주 마렵고, 밤중에 몇번이나 일어나야 하는 경우, 요통이나 신장염, 당뇨병에 좋은 약이다. 위장이 약한 사람은 안중산 등 위산을 함께 복용하면 좋다.

▼위장이 약한 사람

②청심연자음(清心連子飲)

　소변이 자주 마렵고 피곤하면 금새 소변이 탁해지거나 배뇨시에 통증이 있거나 잔뇨감이 느껴지거나 하는 경우, 위장이 약하고 팔미지황환이 잘 안 맞는 사람.

▼특히 잔뇨감을 강하게 느끼는 사람

③저령탕(猪苓湯)

　배뇨시의 불쾌감, 소변이 자주 마르고, 잔뇨감이 있고 입이 마른 경우.

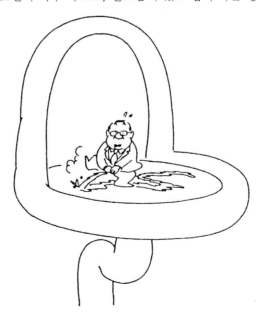

통 풍

통풍(痛風)은 미식가, 애주가들이 많이 걸려 옛부터 제왕병(帝王病)이라고 불렸다.

식생활이 서구화됨에 따라 전후에 증가한 병이다.

체내에 요산이 너무 많이 만들어졌거나, 혹은 배설이 안 좋은 경우에 혈액속의 요산치(尿酸値)가 심하게 높아져(정상치는 7mg/dl 이하), 그것이 관절에 쌓여 심한 통증을 일으키는 병이다.

특히, 엄지발가락의 발톱끝이 제일 많이 걸리고, 어느날 갑자기 심한 통증에 시달리게 된다. 통증이 시작되어 2~3시간 계속되면 빨갛게 부어 오른다.

이 외에 발가락, 발목, 무릎, 팔꿈치, 손가락, 어깨 등의 관절이 아플 수도 있다. 이것이 계속 진행되면 통증의 발작 간격이 좁아지고 한 회의 발작시간도 길어진다.

고기를 좋아하는 사람, 술을 좋아하는 사람, 미식가, 대식가에게 많은 병으로 환자의 95%는 성인 남자이다. 동물성 단백질이나 알코올을 너무 많이 섭취한 것이 직접적인 요인은 아니고, 유전적요소에 이러한 것들이 작용해서 발병을 촉진시킨다고 생각된다. 그러나 부모가 통풍이라고 해서 반드시 유전되는 것은 아니고, 요산이 많아도 관절에는 아무런 통증이 없는 경우도 있다.

만성화되면, 신장장해를 일으킬 수 있으므로, 확실하게 고쳐야 한다. 또 관절 류마티스 증상과 매우 비슷하므로 한의원에서 검사를 받도록 한다.

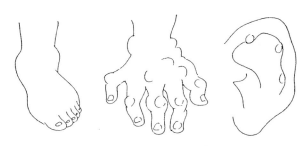

통풍의 통증은 심하다.

한   약

　우선 한의원에서 진찰을 받은 후, 처방약(요산을 배출하는 약, 요산이 생기는 것을 억제시키는 약)을 먹어 요산치를 낮추면서 한약을 병용하면 효과적이다. 요산치가 내려가면, 점점 양약을 줄여간다.

▼비만형인 사람

①대시호탕(大柴胡湯)

　변비에 잘 걸리고 어깨가 쉽게 결리고, 흥분을 잘 하는 사람에게 좋은 약이다.

▼대시호탕이 효과가 없는 경우

②방풍통성산(防風通聖散)

　배가 많이 나오고, 지방이 많으며, 변비에 잘 걸리고, 얼굴이 붉고, 소변의 양이 적은 경우에 효과가 있다.

▼살찐 사람

③방기황기탕(防已黃耆湯)

　피부색이 희고, 근육이 연약하고, 땀을 많이 흘리고 쉽게 피로한 사람에게 좋다.

▼통증을 없앤다

④작약감초탕(芍藥甘草湯)

　한방의 대표적인 진통제, 거의 모든 통증에 사용된다.

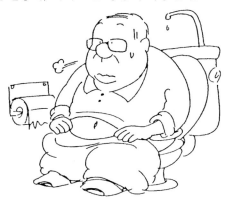

식이요법

①고기를 너무 많이 먹지 않는다.

②요산의 기초가 되는 푸딩을 많이 포함한 식품, 내장(內臟), 연어알(이크라), 어백
(魚白), 꽁치의 내장, 오징어젓 등은 절대 금물이다.

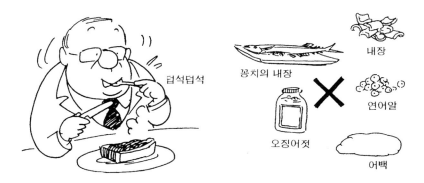

덥석덥석

꽁치의 내장

내장

연어알

오징어젓

어백

③차를 자주 마셔 배뇨를 촉진시킨다.

④개다래나뭇잎을 끓여 마시면 효과적이다.

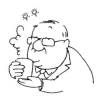

후후

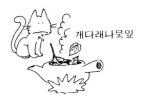

개다래나뭇잎

신경통 · 류마티스

관절이 아프면 신경통이나 류마티스라고 생각하는 사람이 많은데, 그 외에도 변형성관절염(變形性關節炎) 등 다른 병일 수도 있다. 혼자 결정하지 말고 한의원에서 확실히 진찰을 받는 것이 중요하다.

신경통은 여러가지 원인으로 말초신경을 따라 심한 통증을 느끼게 되는 병이다. 좌골신경통(坐骨神經通)은 허리와 다리가 아프고, 늑간신경통(肋間神經通)은 늑골(肋骨)을 따라서 통증이 전해지고, 삼차신경통(三叉神經通)은 두부와 안면에 통증이 있다. 이 외에 바이러스가 원인으로 생기는 대상포진(帶狀疱疹)은 신경을 따라 수포상(水泡狀)의 발진이 생긴다. 몸이 약할 때나 수술후에 걸리기 쉬운 병이다.

류마티스라고 하는 것은 단순히 관절이 아픈 것이 아니라 교원병(膠原病)의 일종으로 자기면역질환이다. 즉 자신의 신체의 구성부분에 대한 항체(Rheumatoid 인자)를 만들어 버려, 여러가지 장해를 일으킨다.

류마티스에 걸리면 관절의 통증뿐만 아니라 손가락이나 발가락의 관절이 붓거나 변형되며 심한 경우는 내장의 병변도 함께 일어난다. 아직까지 원인불명으로 현대의학으로도 고치기 어려운 병의 하나이다.

환자의 80%는 중년의 여성이다.

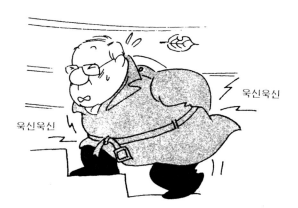

욱신욱신

욱신욱신

신경통 · 류마티스의 치료혈

▼삼차신경통(三叉神經通)

①예풍 · 하관

귓볼의 후하부(예풍)과 귀의 전방(하관)을 5초에서 10초, 강하게 주무르듯이 누른다. 안면신경이 집중해 있는 혈자리. 여기를 타올로 따뜻하게 찜질해도 좋다.

▼늑간신경통(肋間神經痛)

②아픈 곳에 쌀알을 붙여 둔다.

눌러서 아픈 곳은 뜨거운 타올로 따뜻하게 하고, 쌀알을 셀로판테이프로 붙여둔다. 자기립(磁氣粒)을 붙여도 효과적이다.

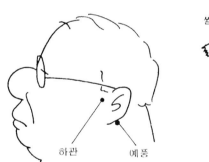
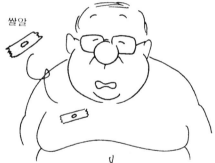

쌀알

하관   예풍

▼좌골신경통(坐骨神經痛)

20분 정도 뜨거운 타올로 허리를 따뜻하게 한다.

①족삼리(足三里)

발의 신경통에 대한 혈자리, 종아리의 바깥쪽에서 무릎으로부터 손가락 3촌 아래이다.

②위중(委中)

무릎의 통증, 좌골신경통의 혈자리, 장딴지의 경련에도 효과가 있다. 무릎 뒤 움푹 들어간 곳의 한가운데이다.

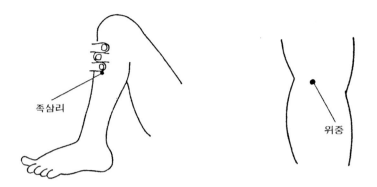

족삼리

위중

▼만성관절염 · 류마티스

③양지(陽池)와 곡지(曲池)

혈자리를 아침에 일어나면 이불속에서 부드럽게 마사지 한다(3분 정도).

약 탕

말린 쑥, 무우청 말린 것, 귤껍질,
삼백초잎 등을 목욕탕에 넣고 목
욕을 하면 효과적이다.

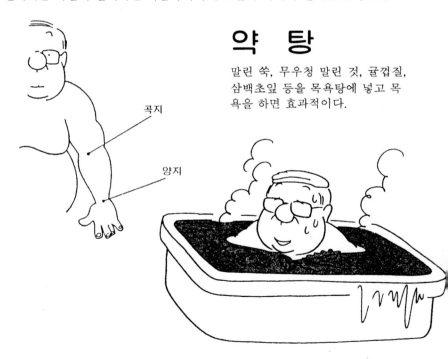

곡지

양지

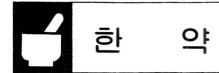
한 약

▼한방의 통증제거
①작약감초탕(芍藥甘草湯)

신경통, 류마티스의 통증을 없애준다. 좌골신경통에 잘 듣고, 통증을 없애고 완치하는 경우도 많다. 보행이 불편한 것을 치료하기 때문에 「거장탕-去杖湯(지팡이가 필요없다)」이라는 별명이 있다.

▼삼차신경통(三叉神經通)
②갈근탕(葛根湯)

한방의 대표적인 감기약으로 목에서 그위의 염증에 효과가 있다.

▼늑간신경통(肋間神經通)
③시함탕(柴陷湯)

가슴이 아프고, 기침이 심하고 명치에서 양 겨드랑이에 걸쳐 누르면 아픈 경우. 옛부터 건성늑막염에 효과가 매우 크다고 말해지는 명약이다.

▼류마티스(냉증으로 관절이 아프다)
④계지가출부탕(桂枝加尤附湯)

추위를 잘 타고, 체력이 약하고, 소변이 잘 안 나오고, 빈혈 등의 증상이 있는 경우.

▼류마티스(부종이나 발진이 생긴다)
⑤월비가구탕(越婢加求湯)

위가 튼튼하고 식욕도 좋은데, 소변은 잘 안 나오고 입이 마르고 무릎에 힘이 들어가지 않는 경우

▼류마티스(피부가 거칠고, 저녁에 아프다)
⑥마행의감탕(麻杏薏甘湯)

피부가 거칠거칠하고, 머리에 비듬도 많고, 땀은 그다지 흘리지 않는 경우.

암을 극복한다.

암은 불치병이라고 하지만, 최근에 상당히 고칠 수 있게 되었다. 암학회의 보고에 의하면 2000~2004년경에는 암유전자나 암억제유전자의 활동 전이방법 등이 거의 밝혀져 유전자 치료나 화학요법 등의 치료가 크게 진보될 것이라고 예측하고 있다. 그러나 당면한 암에 대한 대책은 조기발견, 조기치료, 조기수술이 대원칙(大原則)이다.

35세가 넘으면 일년에 한번은 정기검진을 받아야 한다.

암과 한약의 관계에 대해 말하면 암세포를 완전히 소멸시키는 특효약은 한약에는 없다. 그러나 일상적으로 한약을 복용하면 발암을 막아준다고 말한다. 병에 걸렸을 때, 양약과 병용하거나 몸이 조금 나쁘거나 할 때 한약을 사용하거나 하면 절대로 암에 걸리지 않는다고는 할 수 없지만 암에 잘 걸리지 않는 체질이 된다.

암치료에 항암제를 사용하면 몸이 나른하고, 구토, 털이 빠지고, 식욕이 없는 등 부작용이 생긴다. 한방약은 이러한 부작용이나 암의 모든 증상을 억제시켜 준다. 또 수술후의 체력회복에도 효과를 발휘한다.

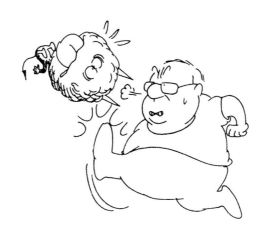

한   약

• 한약의 연명효과(延命效果)

국립 암 센타에 입원해 있었을 때 같은 방의 암환자에게 「수술후에 좋다는군요」라며 십전대보탕(十全大補湯)을 준 적이 있다. 그 당시는 아직 한약이 인정을 받지 못하여, 병원측에는 비밀로 하고 복용했다. 그런데 그 환자의 수술경과가 너무 좋아 결국 병원에 알려졌고, 약효가 인정된 후 암센터에서도 한약을 사용하게 되었다.

또, 말기의 위암으로 수술을 할 수 없는 상태의 환자에게 십전대보탕과 육군자탕을 처방해 주었다. 6개월 정도를 살 수 있다고 선고받았지만, 4년 반이나 생명이 연장되었고 죽었을 때는 폐렴이었다고 한다.

말기의 암은 십전대보탕을 많이 먹는다고 해도 완치되지 않는다. 그러나 연명효과는 확실히 있다. 식욕이 생기고 원기가 왕성해짐으로 암과 평화공존하는 의욕도 생긴다. 그것이 약보다 혹은 다른 그 무엇보다도 병에 이기는 근본적인 힘인 것이다.

또, 약효로서도, 암에 대한 자연치유력을 높이는 작용이 있다고 생각된다. 따라서 말기만 아니면 더욱 효과가 있다.

▼수술 후의 체력회복
①십전대보탕(十全大補湯)
전신이 쇠약해지고 식욕이 없는 사람에게 좋다.
▼특히 위가 약하고 음식물을 잘 먹지 못 하는 경우
②육군자탕(六君子湯)
위암 말기나 부작용으로 잘 먹지 못하는 사람.
▼구토가 심한 사람
③이진탕(二陳湯)
구토를 멈추게 하는 약. 현기증이나 가슴 두근거림, 가래가 많은 기침에도 효과가 좋다.

▼통증이 심할 때

④작약감초탕(芍藥甘草湯)

한방의 대표적인 진통제, 대부분의 통증에 잘 듣는다.

▼백혈병

⑤가미귀비탕(加味歸脾湯)

가장 우선시되는 것은 십전대보탕이지만, 빈혈, 출혈, 비장이나 간장이 비대하면, 가미귀비탕이 좋다. 여기에 말굽버섯, 율무, 자근을 넣으면 더욱 좋다.

▼식도암

⑥선복화대자석탕(旋覆花代磁石湯)

음식물을 삼키는데 장해가 있을 때 복용한다.

▼간장암

⑦인진오령탕(茵蔯五苓湯)

황달에 걸렸을 때 사용한다. 오령산과 함께 복용하면 효과가 있다.

▼자궁암・유방암

⑧계지복령환(桂枝茯苓丸)

체력은 강하나 증상이 심할 때는 도핵승기탕(桃核承氣湯)을 복용한다. 유방암에도 효과가 좋다.

▼폐암・직장암

⑨시근모려탕(柴根牡蠣湯)

폐암으로 통증이 심할 때 시함탕을 복용한다.

직장암으로 대변에 혈액이 묻어 나올 때는 윤장탕을 함께 복용한다.

▼방광암

⑩저령탕(猪苓湯)

● 주목받는 한약, 프로폴리스

암의 재발이나 전이를 막고 말기암 진행의 억제 가능성이 있는 한약으로서 주목받고 있는 것이 프로폴리스이다.

이 한약은 수목에 들어있는 항균작용이 강한 수액을 꿀벌이 빨아들여, 타액 등의 효소를 섞은 것이다. 꿀벌은 이 프로폴리스를 벌통에 발라 균으로부터 보호한다. 시판되고 있는 프로폴리스는 그 알코올 추출물이다.

프로포리스는 그리이스시대부터 만능약으로 사용되었고 동유럽에서는 옛부터 민간약으로 보급되었다. 또 일본에서도 양봉업자사이에서는 이전부터 알려져 있었다고 한다.

약효로서는 항균작용이 매우 강하기 때문에 화상이나 상처에도 잘 듣고, 이것으로 사마귀와 검버섯을 치료했다.

암세포의 증식을 억제하는 작용이 있고, 실제로 말기 암환자가 프로포리스로 수년이나 생명을 연장한 예나 백혈병에 매우 큰 효과를 보았다라는 체험의 예가 많이 있다. 최근, 예방위생연구소에서 자궁암이나 간암에 프로포리스를 3개월에서 1년 정도 투여 해 보았더니 암세포가 거의 사멸했다는 보고가 있다.

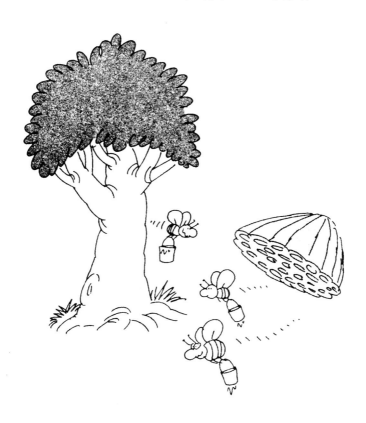

3. 스트레스로 심해진다.

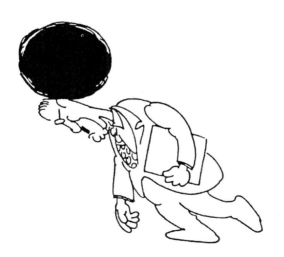

위 · 십이지장궤양

위궤양과 십이지장궤양의 원인, 발병, 치료는 거의 없다.

30대는 십이지장궤양이 많고 40~50대가 되면 위궤양이 많아진다. 원인은 모두 스트레스로 인한 것이 대부분이다.

위는 위산을 분비해서 음식물을 소화시키는데, 건강할 때는 위의 점막에서 점액이 나와 위산을 중화시키고 위벽을 보호한다. 그러나 과음, 과식, 불규칙한 생활로 인해 위산의 분비가 과도하게 되거나, 스트레스나 담배를 많이 피워 점액의 분비가 줄면, 위의 점막이 상처를 입거나, 움푹 패이거나, 심한 경우는 위에 구멍이 뚫리기도 한다. 이것이 궤양이다.

위나 십이지장은 스트레스에 매우 약해, 쥐를 물에 빠뜨리면 위에 출혈이 생기거나 구멍이 생긴다. 스트레스로 인해 혈관이 수축해 혈액의 순환이 나빠져, 점액의 분비가 불충분해졌기 때문이다. 인간의 스트레스성 궤양도 같은 현상이다.

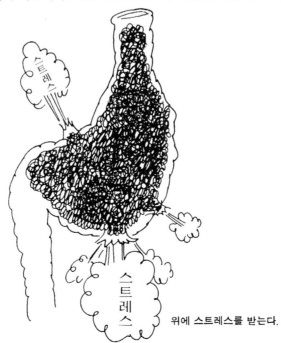

위에 스트레스를 받는다.

급성궤양은 휴식을 취하면 치료되지만, 문제는 만성궤양이다. 되도록 스트레스를 받지 않게 자신의 기분을 조절하는 것이 좋다.

옛날에는 무슨 일이 있으면 「머리로 온다」라고 했는데, 현대에서는 「위에 구멍이 뚫린다」며 신음하는 사람이 많아진 것 같다.

바야흐로 인류가 일찌기 체험한 적이 없는 스트레스 전성시대에 살고 있기 때문이다. 그렇게 간단히 스트레스를 헤쳐나갈 수는 없지만 한약의 도움을 받고, 스스로 연구하여 이겨나가도록 해야 한다.

궤양은 그 자체가 암이 되는 일은 없지만, 완전히 치료되지 않은 상태에서 다시 새로운 궤양이 생기거나, 이것이 반복되면 주변이 암성으로 변화할 위험이 있다.

궤양의 범위가 넓은 경우나 심한 경우는 수술로 위를 절단해야 한다. 「궤양이라 괜찮다」라고 방심하면 큰일난다.

최근에는 H_2브로카등 궤양에 좋은 약도 있고 거의 절단하지 않고 고칠 수 있다. 어쨌든 「○○위장약」등만 먹으며 안심하지 말고, 아무리 바쁘더라도 우선 한의원에 가서 진찰을 받고 치료를 받으십시요. 그것과 병행해서 한약을 복용할 것을 권한다.

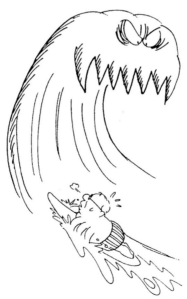

스트레스를 벗어날 수 있을까

위궤양의 치료혈

①위의 뒷쪽을 누른다.

양쪽 등뼈를 좌우 대칭으로 누른다. 위가 나빠지면 반드시 여기가 결린다. 「위의 여섯 혈」(肝兪·脾兪·腎兪)이나 위수나 위의 기능장해에 효과적인 혈자리가 좌우에 많이 있다.

②족삼리(足三里)

건강장수를 위한 혈자리. 위장기능의 이상에 잘 듣는 혈자리, 정강이 바깥쪽으로 무릎에서 엄지손가락 폭의 3배아래

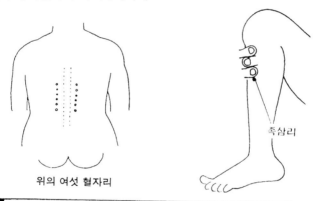

위의 여섯 혈자리   족삼리

한   약

※다음의 네가지 약을 증상에 맞게 혼합해 주십시요.

▼중년의 가장 대표적인 약

①육군자탕(六君子湯)

몸이 약하고, 위장이 약하고 식욕이 없다. 명치에 뭔가 막힌것 같은 느낌이 있는 사람, 위암 말기에는 식욕을 증진시키고 상태를 개선해 생명을 연장하는 효과가 있다.

▼위통이 있는 사람

②안중산(安中散)

명치가 아프고 신물이 넘어온다. 배가 나오고, 단 것을 좋아하는 사람, 구토증이나 트림이 잘 나는 사람에게 효과가 있다.

▼설사가 있는 사람

③반하사심탕(半夏瀉心湯)

명치끝이 답답하고 장에 가스가 차는 사람.

▼자면서 땀을 흘리는 사람

④시호계지탕(柴胡桂枝湯)

위가 아프고 식욕이 부진하면서 땀을 많이 흘리고 몸이 뜨거워지는 등의 증상이 있는 경우

식이요법

①양은 언제나 80%만 먹는다.

②종류는 많이, 균형있게 먹는다.

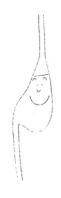

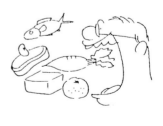

③공복시의 음주는 절대금물

④야채를 많이 먹는다.

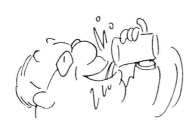

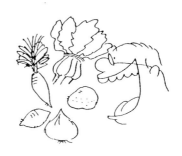

⑤염분과 알코올은 적게 먹는다.

(위액의 분비를 촉진한다)

※담배는 가능한 한 끊을 것, 혈관을
수축시켜 점액 분비를 감소시킨다.

⑥후식은 사과가 좋다.

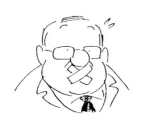

⑧감자즙이 매우 효과적이다.

　감자는 점막을 강화하는 비타민 C를 많이 포함하고 있고, 알칼리성 식품이어서
체질을 바꾸는데 효과적이다.

　감자눈을 떼고 잘 씻어, 껍질째 믹서에 갈아, 행주에 넣고 짠다. 냉장고에 넣어두
고 하루에 2~3회 2수푼씩 마신다. 최근 건강잡지 등에서 붐을 일으키고 있는 민
간요법이다. 사과, 당근쥬스 등을 넣으면 먹기가 쉽다.

과민성 대장증후군

　과민성 대장증후군이란, 스트레스 등이 원인으로 장 자체에는 아무 이상이 없는데도 배가 아프고 설사와 변비를 반복하는 이른바 현대병의 하나이다.

　스트레스라고 하면 위나 십이지장궤양에 걸리는 것이 보통이었는데, 최근에는 장에 영향을 끼쳐 「과민성 대장증후군」이 급증하고 있다. 기질적인 이상은 없으므로 그다지 걱정할 필요는 없지만, 심해지면 궤양성 대장염이 될 수도 있다. 또 최근에는 대장암이나 직장암이 증가하고 있어, 대장검사를 정기 건강진단의 검사항목에 넣는 방향으로 하는 검토도 진행될 정도이다. 과민성 대장증후군의 급증은 스트레스 전성시대의 새로운 병리경향이라고 말할 수 있다.

　장궤양에는 위궤양의 H_2브로커 같은 특효약은 없다. 그래서 한방에 의존하는 경향이 많아졌다.

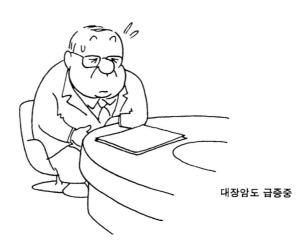

대장암도 급증중

생활속에서

①잠을 잘 잘것

몸과 마음을 쉬게 하기 위해서는 우선 매일 편안히 수면을 취해야 한다. 간단하며 효과가 큰 요법이라고 할 수 있다.

②호흡건강법

천천히 숨을 쉬면서 몸에 힘을 빼고 의식을 하반신에 둔다.

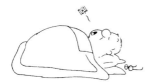
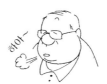

한   약

▼설사와 변비를 반복하는 사람

①계지가작약탕(桂枝加芍藥湯)

자주 배(腸)가 아파온다. 야윈 체형으로 오른쪽 배에 경련을 느끼는 사람

▼계기가작약탕이 효과가 없는 사람

②반하사심탕(半夏瀉心湯)

명치끝이 답답하고 배가 가스찬 듯하며 설사를 한다. 식욕이 없고, 구토나 트림이 나는 사람

▼스트레스로 괴로운 사람

③시호가룡골모려탕(柴胡加龍骨牡蠣湯)

스트레스가 심하고 증상이 심한 사람은 ①이나 ②의 정장제와 함께 복용하십시요. 한방의 항불안제이다.

과민성 대장증후군의 치료혈

①어제(魚際)

설사를 할 때 손바닥 엄지손가락쪽의 두툼한 곳에 파란 혈관이 보이게 된다. 여기가 지복(指腹)이며 그 바깥쪽에 있는 혈자리가 어제(魚際)이다. 잠시 눌러 주면 설사가 멈춘다.

②대장수(大腸兪)

복통, 변비, 설사 같은 장이 안 좋은 경우에 효과있는 혈자리. 허리의 제4요추돌기(第四腰推突起)아래에서 바깥쪽으로 엄지손가락 폭의 1.5배인 곳이다.

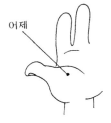
어제

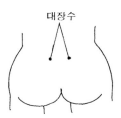
대장수

 # 식이요법

①설사가 심할 때는 죽을 먹는다.

부드럽고 소화가 잘 될 뿐만아니라 위장이나 몸을 따뜻하게 하는 작용을 한다.

②참마를 데쳐서 만든 경단

(26페이지 참조)

③사과는 변비에도 설사에도 좋다.

설사할 때는 사과를 갈아서 먹으면 효과가 있다. 변비일 때는 그냥 먹으면 좋다.

우 울 증

　정신적인 스트레스가 원인으로, 조(躁)상태(기분이 좋고, 하루내내 마구 떠들고, 밤이 되어도 좀처럼 잠이 안 온다)와 울(鬱)상태(기분이 가라앉고 하고자 하는 의욕도 안 생기고 무기력해진다)을 반복하는 병을 조울증이라고 한다.

　그러나, 조증과 울증을 반복하는 타입은 전체의 1할 정도로 실제로는 우울한 상태만이 오래 계속되는 경우가 대부분이다.

● 우울증

　우울증은 기분이 가라앉을 뿐만 아니라 식욕부진, 두통, 피로를 쉽게 느끼는 등의 증상도 보이는데, 대개 다른사람이 보면 「게으르다」라든가 「하고자 하는 의지가 없다」라든가 「나른하다」라고 생각한다. 같은 스트레스나 과로가 원인이라도 위궤양이나 원형탈모증같은 경우는 「큰일이네요」라든가 「힘드시겠어요」라고 말도 해주고, 통원치료도 인정받기 쉬운데 비해, 우울증은 매우 불리한 스트레스 증상이다. 이러한 점도 치료를 힘들게 하는 한 원인이다.

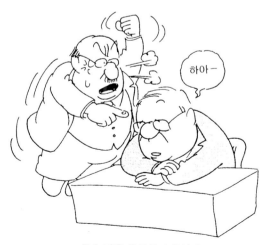

무슨 말을 들어도 소용없다.

• 가면 우울증, 미소 우울증

가면 우울증이라고 하는 것은 우울증인데 정신적으로 가라앉지 않고, 우선 몸이 이상해지는 것을 말한다.

최근 자주 이야기되는 미소 우울증이라고 하는 것은, 자신에게 우울증이 있다는 것을 다른 사람에게 알리지 않기 위해 밝게 보이려고 하는 것인데, 진심으로 웃거나 화내지 못하기 때문에 어떤 상황에서도 미소짓는 표정이 되는 타입이다.

우울증의 극복은 편안히 휴식하는 것에 달려있다. 경우에 따라서는 전직하거나 직장생활을 그만두는 것도 필요하다. 지위를 잃어도 폐인이 되는 것보다는 낫다.

• 힘내라는 말은 금물

또, 우울증인 사람에게 힘내라고 격려하는 것은 금물이다. 더욱 기분이 가라앉을 뿐이다. 「꼭 나을테니 지금은 쉬게」라고 희망과 휴식을 주도록 한다.

치료법이나 한약에 대해서는 신경증 항목과 같으므로 참조하기 바란다.

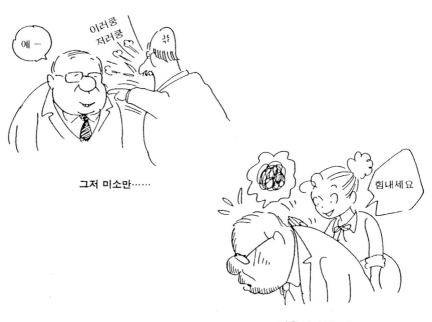

그저 미소만……

힘내세요

더욱 가라앉는다.

임포텐스(Importence)

　남성 성기의 발기가 불충분해서 성행위가 성립되지 않는 상태를 임포텐스라고 말한다.

　성기에 이상이 있는 경우와 성기에는 이상이 없는데 심리적인 원인으로 발기하지 않는 경우, 두가지 경우가 있다. 전자의 경우는 해면체(海綿體)의 혈관 이상이나 당뇨병이나 사고, 수술 등으로 인한 신경의 장해가 원인이 된다. 이런 경우는 혈관수술이나 보조기(補助器)로 치료한다.

　후자는, 여성체험이 없고 자신이 없다든가, 머더 컴플렉스(mother complex) 혹은 역으로 성지식이나 테크닉을 너무 많이 알아 오히려 발기가 안 되는 등 여러 가지 성적 컴플렉스가 그 원인이다. 성적인 것 뿐만 아니라 걱정이나 쇼크 등 섹스와 관계없는 것에도 큰 영향을 받는다.

　이런 경우는 우선 정신적인 건강을 회복하는 것이 급선무이다. 그 보조적인 역할로서 한약을 사용해도 좋다.

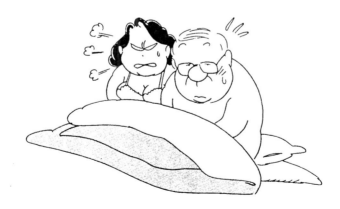

임포텐스의 치료혈

①관원(關元)

체력증강을 위한 혈자리. 배꼽에서 엄지손가락 폭의 3배아래, 말하자면 배꼽아래 3촌. 기공 등에서 말하는 단전. 숨을 내쉬면서 천천히 누른다.

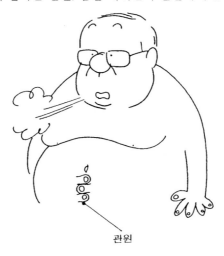

관원

②황유

섹스 의욕을 높히는 혈자리. 배꼽의 좌우, 각각 엄지손가락 폭만큼 떨어진 곳 호흡에 맞춰 부드러워질 때까지 주물러서 푼다. 옛부터 아직 자식을 두지 못했을 때 명혈(名穴)이라고 말해졌다.

황유

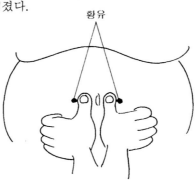

한 약

▼불면, 안절부절 하는 경우

①시호가룡골모려탕(柴胡加龍骨牡蠣湯)

한방의 정신안정제, 신경증, 우울증에도 효과가 있다.

▼몸이 약하고 안절부절하고 불면에 시달리는 사람

②계지가룡골모려탕(桂枝加龍骨牡蠣湯)

허약체질로 쉽게 피로하고 현기증도 있는 경우

▼배꼽부터 하반신에 관한 약

③팔미지황환(八味地黃丸)

하반신이 약할 때의 만능약, 허리와 다리가 나른하고 쉽게 피로하고 수족이 뜨거워진다. 화장실에 자주 가는 증상에도 효과적, 위장이 약한 사람은 술로 마시든가, 안중산등과 함께 복용하면 좋다.

▼위장이 약한 사람

④청심연자음(靑心蓮子飮)

위장이 약해 팔미지황환을 복용하지 못할 경우에 좋다.유정(遺精), 몽정(夢精), 성적신경쇠약에도 효과적이다.

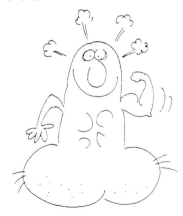

초초함은 발암율을 배가시킨다.

미국 펜실베니아 대학 심리학과 마데론 히신테너교수의 실험 보고에 의하면 「안절부절하면 암에 걸리기 쉽다」라고 하는 사실을 쥐를 사용해 증명했다고 되어 있다.

보통 상태의 쥐 33마리에 암세포를 이식하면 15마리가 암에 걸린다. 다음으로 일정 시간을 두고 전기쇼크를 받은 쥐들은 30마리중 22마리가 암에 걸린다. 보통 쥐의 2배에 가까운 발암율이다.

즉, 같은 조건으로 살고 있다면, 안절부절 걱정하는 사람일 수록 발암율은 높아진다.

일본의 아이찌현에 암 발생율을 막아 유명해진 절이 있다. 정말로 효과가 있다고는 아무도 생각하지 않지만, 예를 들어 「일시적인 안정」이라도 마음의 평정으로 연결되면 그만큼 효과가 있다고 말할 수 있다.

초초해 하는 것은 암 뿐만 아니라 고혈압, 동맥경화, 심장병등에 큰 영향을 끼친다. 또 위나 장은 감정에 매우 약한 장기이다. 식생활이나 첨가물도 성인병의 큰 요인이지만, 인간에게 있어서 마음가짐이 가장 큰 요인이 된다. 「병은 기분에서부터」라고 말한다. 「물질」시대에서 「정신」시대로 계속 옮겨지는 것 같은 느낌이 든다. 가족이나 친구, 취미, 자연 그리고, 한번밖에 없는 인생이다. 인간답게 일하며 살고 싶다

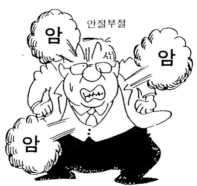

안절부절

자율신경실조증

고도경제 성장을 이룩하면서 회사나 가정에서 정신적 스트레스가 원인이 되어 몸의 여기저기에 이상이 생기고, 검사해도 확실히 어떤 병인지 모를 때 이를 「자율신경실조증」이라고 부른다.

인간의 몸은 체제신경 – 자신의 의지로 움직이는 신경(운동이나 감각 등)과 자율신경 – 자신의 의지와 무관하게 낮에도 밤에도 작동하고 있는 몸의 자동조정 기능의 2가지 신경으로 움직이고 있다.

이 자율신경에는 교감신경과 부교감신경이 있어, 두개의 고삐같이 몸을 움직인다.

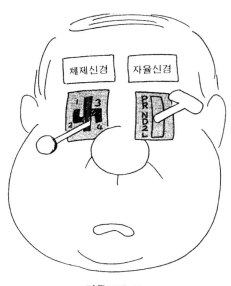

자동조정기능

예를 들어, 교감신경에 의해서 심장의 움직임은 빨라지고 위의 움직임은 늦어진다. 반대로 부교감신경은 심장의 움직임을 천천히 하고, 위장의 움직임을 빠르게 한다. 따라서 보통, 낮에는 교감신경이 활발하게 활동하고 밤에는 부교감신경이 활발하게 활동한다. 과로나 스트레스로 불면이 계속되면 교감신경과 부교감신경의 균형이 깨지게 된다.

세븐·일레븐(7시출근, 11시퇴근)이라고 불리듯이 장시간 과로, 그리고 심한 스트레스 등으로 인한 육체적, 정신적 피로는 자율신경에 연속적으로 부담을 주게 된다.

자율신경에 이상이 생기고, 내장은 나쁜곳이 전혀 없는데 여러가지 증상이 나타나는 것을 전부 자율신경실조증이라고 부른다.

스트레스나 과로, 걱정, 수면부족으로 몸에 제일 먼저 나타나는 증세가 위궤양, 원형탈모증, 자율신경실조증이고, 정신적으로는 신경증, 우울증, 소진증후군 등으로 나타난다고 생각하면 된다.

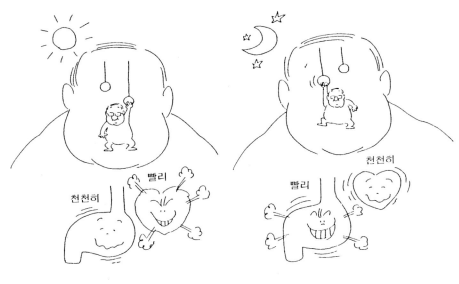

낮에는 교감신경   밤에는 부교감신경

생활속에서

①잠을 잘 잘것

　교감신경과 부교감신경의 균형을 원래대로 되돌리고 정상기능을 유지시키기 위해서는 우선, 생활리듬을 몸의 생리에 맞게 규칙적으로 유지해야 한다. 특히 수면은 중요하다. 잠이 잘 안오는 사람은 불면에 대해 쓰여진 항목을 읽고 한약을 선택하여 복용해야 한다.

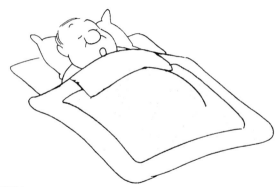

②호흡 건강법(107페이지 참조)

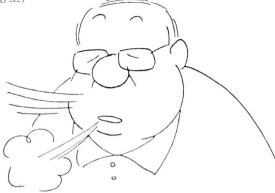

한　약

　자율신경실조증은 증상이 다양해 좀처럼 완치되기 어렵다. 한약도 이렇다할 특효약은 없지만, 증상에 따라 선택해 자신에게 맞는 처방을 사용해 주십시요, 여기서는 주요 증상과 치료법을 적은 페이지를 소개하겠다. 이것 외의 증상은 이 책을 보고 약을 선택해야 한다.

　①머리가 아프고, 목과 어깨가 결리고, 때로는 이로 인해 현기증이나 구토증세가 있기도 한다(9 페이지).

　②잠이 잘 안 오고, 얕은 잠을 자고 꿈을 많이 꾸는 등 여러가지 수면장해(46 페이지).

　③식욕이 떨어진다. 음식에 맛을 못 느끼고 마지 못해 먹는다(34 페이지).

　④자주 초초해 하고 금방 화를 내게 된다(124 페이지).

　⑤정신적으로 쉽게 피로하고 끈기있게 하지 못하고, 책을 읽어도 머리에 들어오지 않는다. 무슨 일을 하려고, 생각만 해도 피곤해진다. 신경쓰지 않고 해도 좋아하는 일이라면 할 수 있겠는데 막상 업무를 하려고 하면 잘 안 되는 등 정신적피로 상태가 있다(109 페이지).

　⑥그외, 가슴 두근거림, 숨이 차고, 현기증, 일어설때 느껴지는 어지럼증, 작은 일에 금방 땀이 나고, 손바닥에 땀이 잘 난다(41 페이지). 가슴이 답답해지고, 쉽게 상기되고, 혈압이 오르락 내리락 한다(61 페이지). 설사를 하거나 변비에 걸리거나 입이 마르거나 한다(37 페이지).

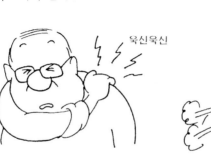

욱신욱신

VDT건강장애 · 건초염

최근의 OA(Office Automation)화와 함께 새롭게 생긴 병이다.

VDT라는 것은 Visual Display Terminal의 약자로 브라운관의 문자를 눈으로 보고, 손으로 키를 두드린다고 하는 작업형태에서 생긴 몇가지 증상의 총칭이다. 30년전쯤, 미국에 컴퓨터가 도입되었을 때, 카드를 키펀치하는 일로 많은 사람이 건초염에 걸렸다. 그 후 소프트터치의 키로 바뀌고 가볍게 된 대신 속도가 빨라져, 건강장애는 손끝에서 어깨까지 퍼져 경견완증후군(頸肩腕症候群)이 급증했다. 특히 현대에서는 온라인화가 진행되어 스피드에다 정확성까지 요구되어 긴장도 극도에 달해 자율신경실조증이 늘고 있고, 또 화면을 계속 보고 있어야 하기 때문에 눈의 피로나 두통, 장시간 앉아 있으므로 해서 요통, 어깨결림 등 여러가지 증상이 나타나게 되었다.

따라서 VDT건강장애에 종합적으로 효과가 있는 약은 없다. 어깨결림, 두통, 요통 등 각각의 증세에 맞게 이 책을 보고 약이나 혈자리를 선택한다. 지금까지 나오지 않은 약만을 소개하겠다.

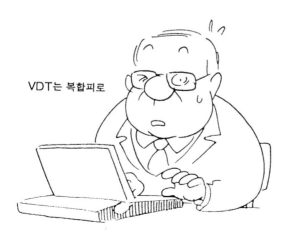

VDT는 복합피로

건초염의 치료혈

소해(小海)

건초염, 경견완증후군, 손이나 팔꿈치가
저리거나 아플때에 잘 듣는 혈자리.
팔꿈치 관절의 새끼손가락쪽을 누르면
아픈 곳이 소해이다.

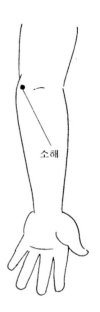

소해

한 약

▼건초염, 경견완증후군

①이구탕(二求湯)

　五十肩에도 잘 듣는 약이다.

▼눈의 피로

②팔미지황환(八味地黃丸)＋계지복령환(桂枝茯苓丸)

소진증후군

만사가 귀찮고, 건망증이 심하며 즐거운 일도 없고, 불안이나 초조감에 시달리고 있는 상태. 신체적으로 피로함을 많이 느끼고 두통, 어깨결림, 현기증이 나며 숨차고 위가 답답하고 불면, 요통 등 여러가지 이상이 나타난다.

소진증후군이라고 하는 것은 미국의 정신과의사인 프로이텐벨가가 1974년에 제창한 것으로 기업사회에서 오는 스트레스가 원인이 되어 생긴 심신증(心身症) 및 신경증(神經症) 증후군을 말한다.

몹시 바쁜 일이나 중요한 사업계획에 몰입하고 난 후, 과로나 심신의 피로가 제거되지 않은 채 자신을 잃거나, 현실과의 거리감을 갖거나 인간관계에서 오는 갈등에 직면하여 열심히 싸운후에 지쳐버리는 것이다.

소진증후군에 걸리기 쉬운 성격이 있다. 공감적, 인간적, 섬세, 헌신적, 열광적인 요소를 갖고 있고, 타인과 동화하기 쉬운 사람에게 많다고 한다. 즉, 인간적이고 성실할 뿐, 기업사회에서 상처받고 정력이 다해 버린 기업전사의 병리라고 말할 수 있다.

샌드위치증후군(상사와 부하사이에서 이러지도 저러지도 못한다)나 미소우울증(우울증이라는 것을 회사에 알리지 않으려고 아무 의미도 없이 미소짓는다)도 같은 류의 병이다.

특정한 약은 없다. 자율신경실조증이나 신경증, 우울증에 관한 것을 보고 알맞는 약을 복용하기 바란다.

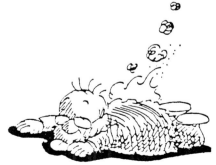

원형탈모증

　머리에 10원 정도의 크기로 머리가 빠진다－원형탈모증은 스트레스시대에 급증하게 된 현대병의 하나라고 말할 수 있다. 머리카락은 하루에 0.2~0.4㎜ 정도 자란다. 4~6년 정도 성장하고 빠지는데 원형탈모증은 성장기 도중에 머리카락이 빠져버리는 것이다.

　스트레스가 어떤 경과를 거쳐 모근을 활동못하게 하는지는 지금도 확실치 않다. 인간관계에서 오는 마찰, 불행이나 사고 등의 쇼크로 어느날 갑자기 머리카락이 빠져버리는 것이다. 심한 경우는 몇개씩이나 부분적 대머리가 생기고 머리전체로 번져가는 경우도 있다.

　피부과에 가면, 외용스테로이드를 바르거나 적외선을 쬐는 치료를 하지만, 효과는 크지는 않다. 원형탈모증의 2할은 몇개월내에 자연적으로 치료되지만, 3~5할은 재발한다고 한다.

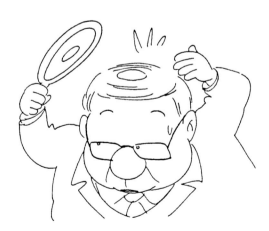

생활속에서

옛부터 전해 내려오는 민간요법 몇가지를 소개하겠다. 이것은 원형탈모증의 치료뿐만 아니라 대머리 예방에도 효과적이다. 단 모근이 없는 대머리에는 효과가 없다.

①마유(馬油)를 환부에 바른다.
②천진(千振)을 진하게 달여서 바른다.
③마늘을 갈아서 바른다.

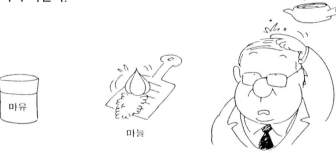

천진

마유

마늘

한　약

▼일본의 대표적인 한방연고
①자운고(紫雲膏)
　살결이 트고, 동상, 무좀, 화상, 옻 옮았을 때 등, 화농(化膿)이 생기지 않고 분비물이 적고, 심한 상처가 아니면 어디에나 사용할 수 있는 연고로 가정에 상비해 두면 좋은 약이다.
▼한방의 신경안정제
②시호가룡골모려탕(柴胡加龍骨牡蠣湯)
　정신불안, 불면, 가슴 두근거림, 현기증 등에 효과적이다.

신경증 · 노이로제

스트레스나 과로로 인해, 고혈압이나 위궤양 등의 신체 기능이 이상해 지는 것을 심신증, 자율신경실조증이라고 말한다. 이에 반해, 신경증은 신체보다 정신이 먼저 불안정하게 되어버리는 스트레스증상이라고 말할 수 있다.

여러가지 일에 구애받는 사람, 주위의 눈을 의식하는 사람, 소심한 사람, 자신이 없는 사람등이 걸리기 쉽다.

신경증에는 다음과 같은 유형이 있다.

①불안신경증(不安神經症)

언제나 막연한 불안에 시달리는 상태

②강박신경증(強迫神經症)

전기를 껐는지 안껐는지 모르거나, 남의 시선을 이상하게 신경쓰거나, 사소한 일에 사로잡혀서 다른 일을 생각할 수 없는 상태

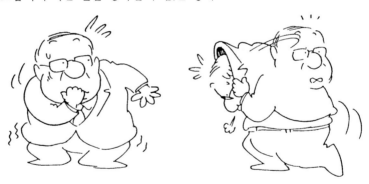

③이인신경증(離人神經症)

주변의 사물이나 사건이 전부 사실같이 느껴지지 않고, 자신조차도 다른 사람같이 느껴지는 상태

④히스테리

감정이 이상하게 고조되어 소리를 지르거나, 이유도 없이 울거나 화를 내는 상태

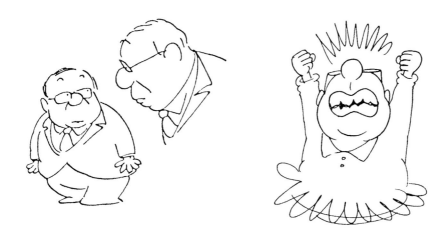

⑤그외, 대인공포증, 고공공포증, 폐쇄공포증 등 여러가지 증상이 있다.

원인은 과로와 스트레스이므로 생활습관을 바꾸는 것이 중요하다. 「일」이 「출세」가 걱정되어 계속 쉬지 않고 일을 하면 마침내 정신적으로 이상해져 회사로부터 퇴사 명령을 통보 받는 예도 많이 있다.

결단을 내려 몸과 마음을 쉬게 하고 새로운 가치관, 생활관을 갖는 것이 중요하다.

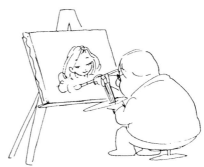

생활속에서

①잠을 잘 잘것

　규칙적인 생활을 하고 우선 잠을 자도록
한다.

②호흡 건강법(107페이지 참조)

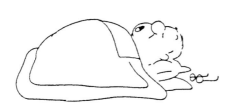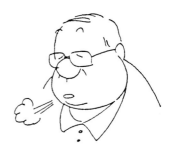

식이요법

● 파, 차조기, 산초

　파, 차조기, 산초 등은 정신안정작용을 한다. 양념을 잘 해서 많이 먹는다.

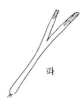
파

차조기

산초

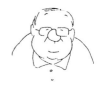

신경증의 치료혈

① 수삼리(手三里)

불안감을 진정시키는 혈자리. 팔꿈치의 구부러지는 부분의 엄지손가락쪽에서 손있는 쪽으로 엄지손가락폭의 2배 내려온 곳이다.

② 내관(內關)

불안감을 없애는 혈자리. 손목에서 엄지손가락 폭의 2배 내려온곳이다.

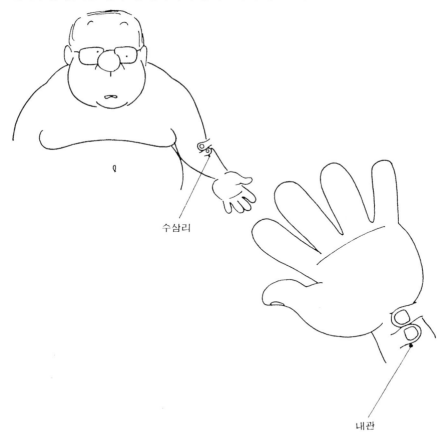

수삼리

내관

한 약

▼체력이 강한 사람

①시호가룡골모려탕(柴胡加龍骨牡蠣湯)

안절부절하고, 불안, 불면, 가슴이 두근거리는 등의 증상에 효과적이다.

▼몸이 약하고 피로를 느끼는 사람

②시호계지건강탕(柴胡桂枝乾薑湯)

나른하고, 불면, 자면서 땀을 흘리고, 특히 얼굴에서 목까지 땀이 잘 나며, 식욕부진 등의 증상.

▼신경이 날카롭고 불면이 심할 때

③억간산(抑肝散)

몸이 약하고, 마른형으로 허약 체질, 신경이 날카롭고 잠을 못 자는 유형.

▼목에서 가슴까지 답답하다.

④반하후박탕(半夏厚朴湯)

불안신경증으로 내공형(內功型)인 사람. 목이 약하고 위장도 약한 사람.

▼안절부절 못하는 여성

⑤가미소요산(加味逍遙散)

안절부절 못하는 여성에게 좋은 약이지만, 남성이더라도 안절부절하거나, 나른하고 어깨결림, 불면, 오후가 되면 상반신이 뜨거워지고, 땀을 흘리는 등 이상한 증세가 여러가지 있는 경우에 효과적이다.

▼히스테리

⑥감맥대조탕(甘麥大棗湯)

여성과 아이에게 사용하는 약이지만, 남성도 여성적인 증상을 보일 때 사용하면 효과적이다. 울다가 웃다가 기분이 자주 바뀌고 작은 일로 울기도 잘한다. 자주 하품을 하며, 불면 등의 증상이 있을때 효과적이다. 이 약의 처방은 감초, 대조(大棗 —대추), 보리를 혼합한 것이다. 대추빵을 만들면 매우 훌륭한 약선요리(藥膳料理)가 된다.

뇌졸중을 방지하는 마그네슘의 역활

뼈에서 추출한 젤라틴만으로는 개가 살 수 없지만, 뼈째 주면 개는 건강하게 살 수 있다고 하는 사실에서 무기질(미네랄)의 영양적 가치에 관한 연구를 시작하게 되었다.

미네랄이라고 해도 많은 종류가 있는데, 최근 사람들에게 있어 특히 중요한 것으로 마그네슘이 주목받고 있다.

성인의 신체중에는 30그램의 마그네슘이 있고, 그 중 70%는 뼈에 있다.

알코올은 마그네슘의 요중배설을 높여, 마그네슘을 부족하게 만든다. 마그네슘이 부족하면 근육이 경련을 일으키거나 한다. 알코올중독으로 술을 안마시면 손이 떨리는 것도 이 때문이다.

또, 마그네슘은 신경전달이나 심근전달에도 크게 작용하고, 혈관확장작용도 한다. 만성기의 뇌졸중 환자에게 마그네슘을 투여하면, 뇌혈류량이 증가한다. 또 혈청 마그네슘이 높은 에스키모에게는 심근경색이 적다.

그리고 마그네슘은 콩, 팥, 현미, 시금치, 다시마, 미역, 참깨 등에 많이 들어 있다. 또, 소금은 자연염이 인공염보다 마그네슘이 많다.

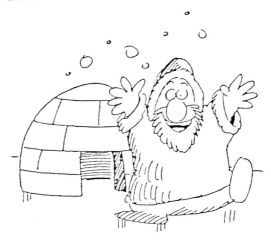

4. 여러가지 트러블

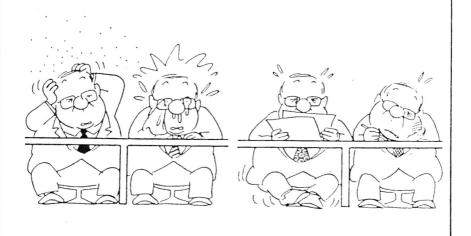

화 분 증

   화분증(花粉症)이라고 하는 것은 화분을 알레르겐(allergen)으로 하는 알레르기성 비염의 총칭이다. 화분증이라고 해도 화분만이 원인이 아니라, 배기가스 등의 대기오염과 연관되어 일으키는 알레르기이다. 그 증거로 숲속의 화분이 많은 곳에서 사는 사람보다도 화분은 적지만 차가 많이 다니는 곳에 사는 사람이 더 화분증에 많이 걸리는 것을 들 수 있다.

   알레르겐은 삼나무 화분이 가장 유명하지만, 그 외에도, 소나무, 쑥으로 인해 생기기도 한다. 삼나무 화분에 민감한 사람은 2~4월이 화분증의 계절이지만, 소나무에도 민감한 사람은 6월까지도 계속된다.

   1년내내 그러한 사람은 화분보다 오히려 집안의 먼지나 침대의 털 등에 의한 알레르기성 비염일 가능성이 있다. 또, 그해엔 안 걸린 사람도 해마다 알레르겐이 쌓여 항체가 증가해 어느해 봄, 갑자기 화분증을 나타내는 경우도 있으므로 결코 남의 일이 아니다.

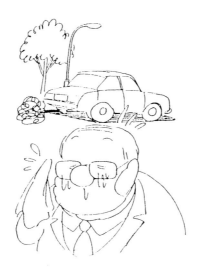

배기가스도 화분증의 원인

화분증의 메카니즘은 우선 삼나무의 화분등의 알레르겐이 코 점막에 붙으면 몸 안에 항체가 생긴다. 다시 알레르겐이 침입하면, 마스트세포에 붙어 있는 항체가 알레르겐을 붙잡게 된다. 이때, 마스트세포에서는 히스타민따위의 물질을 배출시킨다. 이 물질이 재채기, 콧물, 코막힘을 일으키는 장본인이다.

따라서, 치료는 우선, 알레르겐이 무엇인가를 피부 반응 테스트로 알아보고, 그 알레르겐을 조금씩 주사해서 몸이 그 알레르겐에 적응하도록 하는 방법(減感作療法)을 취하고 있다.

그러나 이 치료법은 완치하는데 2～4년 정도 걸린다. 항히스타민제는 졸음이 오고, 스테로이드제는 당뇨병 등의 부작용이 발생할 우려가 있다.

화분증은 현대의학에서도 고치기 어려운 병 중의 하나인데 한약으로 증상이 매우 좋아지는 경우도 많이 있고, 부작용의 염려도 없다.

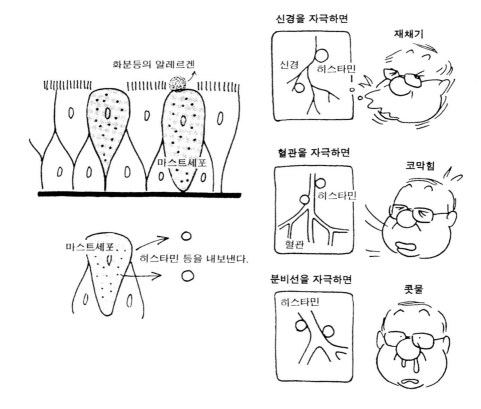

신경을 자극하면

재채기

신경 히스타민

화분등의 알레르겐

마스트세포

마스트세포

히스타민 등을 내보낸다.

혈관을 자극하면

코막힘

히스타민

혈관

분비선을 자극하면

콧물

히스타민

생활속에서

①눈이나 코를 미지근한 물로 자주
씻는다.

②마유(馬由)를 면봉에 묻혀 코안에
바른다.

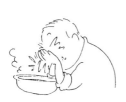

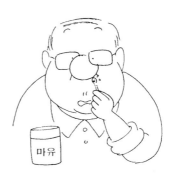

마유

 # 한   약

▼재채기, 콧물, 코막힘

①소청룡탕(小靑龍湯)

  마황(麻黃)도 들어가 있고, 각성작용(覺醒作用)도 있어 졸리지 않고 증상을 완
화시킨다.

▼코가 막히고 잠이 안 올때

②갈근탕가천궁신이(渴根湯加川芎辛夷)

  ※①을 낮에 ②를 밤에 구분해서 사용하면 효과적이다.

▼몸이 약하고 추위를 타는 사람

③마황부자세신탕(麻黃附子細辛湯)

비 듬 증

비듬은 머리 피부 표면의 각질이 벗겨져 떨어지는 것이다. 몸 전체의 피부도 때가 되어 언제나 새롭게 바뀐다. 비듬이 생기는 것이 결코 병은 아니지만, 특별히 심한 사람을 두구증(頭垢症)이라고 한다.

여성에게는 갱년기에 많이 생긴다. 또 비타민 B_1의 부족도 그 원인이다. 비듬은, 유증(油症)인 사람과 건성(乾性)인 사람의 두가지 유형이 있는데 일반적으로 건성인 사람이 많다. 비듬은 탈모를 일으키는 원인이 되기도 한다.

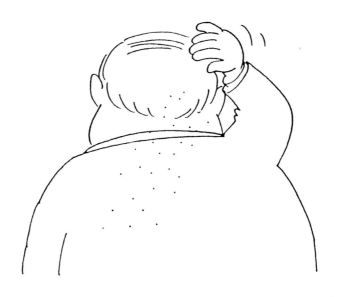

생활속에서

①자주 머리를 감아 청결을 유지한다.

매일 아침 샤워를 하면 탈모의 가능성이 있으므로 청결도 적당하게 한다. 일본의 『양생훈(養生訓)』이라는 책에는 「더운 여름철도 아닌데 자주 목욕을 하는 것은 좋지 않다. 상쾌하기는 하지만 기(氣)가 줄어든다」라고 말한다.

또 「공복시에 목욕을 해서는 안 된다」라든가 「만복(滿腹)시에 머리를 감아서는 안 된다」라고 말하고 있다.

②빗으로 피부를 자극한다.

빗질을 하면 머리 표피의 혈액순환이 좋아지고 비듬이나 탈모예방에도 효과가 있다. 머리를 두드리는 양모제(養毛劑)도 같은 이유에서 이다.

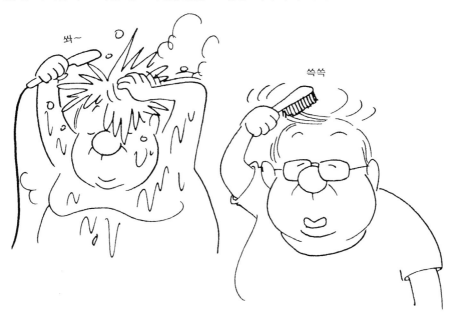

③등자나무 열매를 얇게 잘라서 불에 구워 천에 싸서 머리에 문지른다.

④마유를 머리에 바른다.

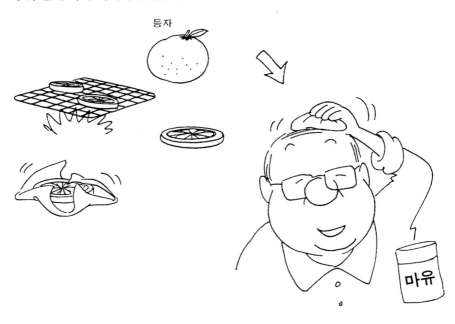

등자

마유

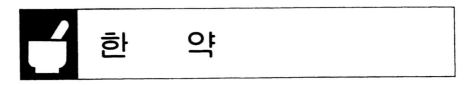

한 약

▼피부가 꺼칠꺼칠한 사람

①마행의감탕(麻杏薏甘湯)

▼현기증이 있는 사람

②온청음(温清飲)

변 비

변비에는 일시적인 변비와 만성변비가 있다. 일시적인 변비는 환경의 변화나 여행 등에서 발생하는 일시적인 것이지만, 어려운 것은 만성변비이다.

만성변비는 이완성변비와 경련성변비로 크게 나눌 수 있다.

이완성변비는 대장의 움직임이 둔하고, 변의 이동이 느리고, 수분이 메말라서 잘 나오지 않게 된다. 만성변비는 대부분이 이완성변비이다.

경련성변비는 그 반대로 스트레스 등의 원인으로 대장의 긴장이 높아지고 변의 수분이 너무 흡수되어 딱딱하게 되어버린 것이다.

변비는 배변이 잘 안 되는 것 뿐만 아니라 여러가지 이상이나 질병의 원인이 된다. 인간의 장에는 약 100종류의 세균이 번식하고 있다. 비타민류를 합성하거나 소화와 흡수를 돕는 세균도 있지만, 대변의 주성분은 식물섬유이다. 식물섬유는 장내의 유해물질을 흡수해서 밖으로 배출한다.

그러나, 변비로 변이 3일이나 장내에 머물러 있으면, 그 흡수능력은 한계에 달하며 반대로 유해물질이 체내로 흡수되어버린다. 그 결과, 간장장해나 고혈압, 심장병, 신장병, 그리고 최근 증가하고 있는 대장암 등의 원인이 되기도 한다.

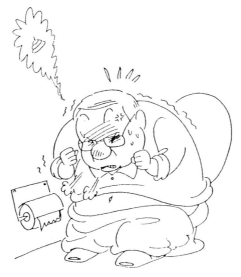

생활속에서

①참지 말고 화장실에 간다.

②복근을 강하게 한다.

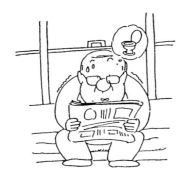

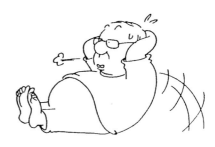

③식물섬유를 많이 먹는다.

야채는 물론 현미밥도 효과적이다.

④수분을 많이 섭취한다.

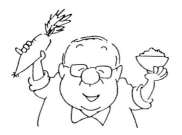

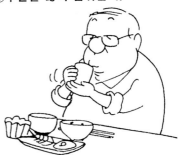

⑤삼백초차, 허브차, 감차(티팩도 있다), 쑥, 알로에가 효과적이다.

⑥곤약은 장의 노폐물을 배출시킨다(경련성변비에는 역효과).

바나나, 감자 등도 좋다.

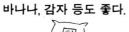

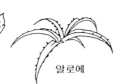

삼백초　허브차　감차　쑥　알로에　바나나　곤약　감자

변비의 치료혈

대거(大巨)

옛날부터 내려오는 변비의 명혈(名穴). 배꼽에서 대각선으로 엄지손가락 폭의 3배 아래. 화장실에 앉아서 손으로 주무르듯이 누른다.

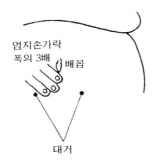

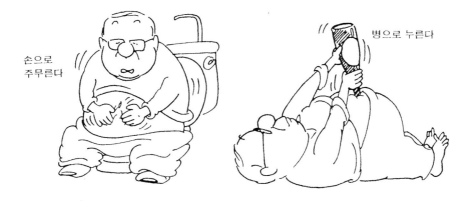

한 약

▼변비이외의 증상은 없는 사람

①대황감초탕(大黃甘草湯)

변비가 있는 사람은 우선 이것을 복용하십시요. 한약으로 된 대감환(大甘丸)이라고 하는 약도 시판되고 있다.

▼토끼똥같은 변이 나오는 사람

②윤장탕(潤腸湯)

몸이 약한 변비환자, 배가 무르고 이완성변비에 효과가 있다.

▼체력이 있고 뚱뚱하며 변이 딱딱한 사람

③삼황사심탕(三黃瀉心湯)

불면, 현기증, 불안증세를 동반하는 경우에도 효과적이다. 정신불안으로 인한 경련성변비나 고혈압이 있는 사람에게 좋다.

▼쉽게 피로하고 복통을 동반하는 변비

④소건중탕(小建中湯)

빈혈, 냉증으로 위장이 약한 사람, 변이 토끼똥같이 동글동글한 사람에게 좋다.

▼몸이 약한 여성의 변비

⑤가미소요산(加味逍遙散)

몸이 약하고, 손과 발이 나른하고, 어깨결림, 현기증, 불면, 불안증이 있는 사람으로 변비증세가 있을 때 효과적이다.

여름을 타는것, 더위를 타는것

한방에서는 여름을 타는 것을 주하병(注夏病)이라고 한다. 여름은 체온조절이 잘 안되고 뇌의 온도가 올라가거나, 더위로 위산의 분비가 감소해 위장의 활동이 약해진다.

더위를 잘 타는 사람은 저혈압으로 위하수(胃下垂)형인 사람에게 많다고 한다.

옛날부터 더위를 탈 때에는 뱀장어가 좋다고 하여, 토왕(土旺)의 축일(丑日)에는 뱀장어를 먹는 습관이 생겼다. 그러나 위가 약한 사람에게는 뱀장어가 그다지 좋지 않다. 오히려 담백하고 소화가 잘 되는 것을 먹는 것이 좋다. 또, 오이, 여름 밀감, 참외, 비파, 배, 수박, 멜론, 토마토, 가지 등 여름에 재배되는 야채는 몸을 식히는 작용을 한다. 그 시기에 나오는 것을 먹는 것이 몸에도 좋다.

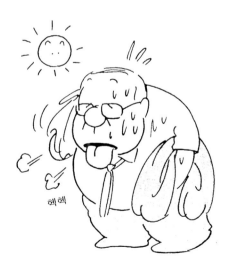

헥헥

한 약

▼한방의 더위 예방
①청서익기탕(淸暑益氣湯)

위장이 약한 사람이 더위를 타서 식욕이 없어지고, 피곤해서 땀을 흘리거나, 설사를 하는 경우, 여름이 아니더라도 식후에 나른하고 졸린 경우에 효과적이다.

▼일사병
②백호가인삼탕(白虎加人參湯)

고열로 심하게 땀을 흘리며 갈증을 느낄때 좋다.

▼냉방병
③곽향정기산(藿香正氣散)

차거운 것을 너무 많이 마셔, 배탈이 나거나 에어콘으로 인해 감기에 걸리거나, 찬곳에서 자서 탈이 났을 때 좋다.

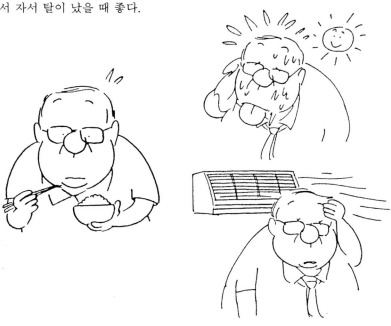

식이요법

①닭고기 수박찜

수박은 단맛이 있고, 몸을 차게 하는 성질이 있고, 경락(經絡)에서는 심경(心經), 위경(胃經), 방광경(膀胱經)에 들어간다고 되어 있다. 그외, 수박에는 체액의 부족을 보충하고 갈증을 해소시키고, 이뇨작용도 하여, 체온조절에도 도움을 준다.

10~12인분으로, 주재료는 자그마한 수박 1개(약 1.5kg, 동과(冬瓜)를 사용해도 좋다) 닭 1마리(750g).

부재료로서는 돼지껍질 200g, 황염 3g, 파 3g, 생강 3g, 닭뼈국물 500cc.

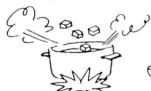

데쳐서 피를 뺀다

닭고기는 2센치 정도로

ⓐ닭고기는 잘 정리된 것을 사용도록 하며, 발을 떼고, 깨끗이 씻어 2㎝ 정도의 크기로 네모나게 잘라, 뜨거운 물에 데쳐 핏물을 빼둔다.

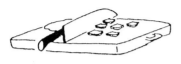

돼지가죽은 데쳐서 2센치

파는 토막썬다

생강은 얇게 썬다

ⓑ돼지껍질은 깨끗하게 털을 뽑고 씻은 다음, 뜨거운 물에 데쳐 2㎝ 정도의 크기로 네모나게 자른다.

ⓒ파는 토막 썰고, 생강은 얇게 썰어 둔다.

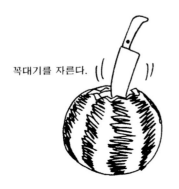

꼭대기를 자른다.

ⓓ수박(또는 동과)은 조각도 등으로 표면에 모양을 새겨두면 더욱 좋다. 꼭지가 달려있는 꼭대기를 반경 5㎝ 정도의 원형으로 잘라, 뚜껑으로 한다. 둘레를 들쑥날쑥하게 자르면, 찔 때 잘 떨어지지 않는다. 수박은 껍질을 1㎝ 정도의 두께만 남기고 안을 스푼 등으로 파낸다.

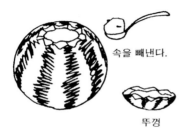

속을 빼낸다.

뚜껑

닭고기, 돼지고기, 파, 생강을 찐다.

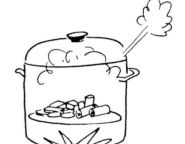

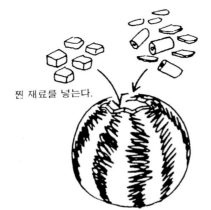

찐 재료를 넣는다.

ⓔ다른 그릇에 ⓐ의 닭고기를 넣고, 그 위에 ⓑ의 돼지껍질, ⓒ의 파, 생강, 소금을 넣어서 약 2시간 정도 찐다. 다 쪄지면 ⓓ의 수박 용기에 찐 재료를 전부 넣는다. 그때 닭고기가 아래로 가도록 한다.

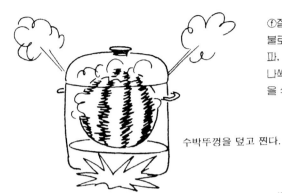

①잘라 둔 수박 뚜껑을 위에다 덮고 강한 불로 7~8분 찐다. 다 쪄지면 돼지껍질, 파, 생강을 빼고 식힌 후, 식탁에 올려 하나씩 꺼내 먹는다. 연해진 수박껍질도 먹을 수 있다.

수박뚜껑을 덮고 찐다.

※동과를 사용할 때는, 큰 냄비에 물을 끓여 그 안에 속을 뺀 동과를 넣는데, 처음부터 동과속에 재료를 넣어 잘라둔 두껑을 덮고, 2시간 정도 찌고, 연해지면 그릇째 식탁위에 놓는다.

돼지고기, 파, 생강을 빼낸다.

②국수

「국수」는 원래, 몸을 차게 하는 음식으로, 여름에 적합하다. 향신료를 넣으면 찬 성질을 지닌 국수와 조화를 유지하고, 소화를 좋게 하는 무우즙도 넣고, 달걀, 마, 튀김, 흰깨, 김, 푸성귀 등을 잘 섞어 먹는다.

위장이 약한 사람은 따뜻한 메밀국수를 먹는 것이 좋다.

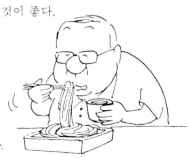

국수는 몸을 차게 한다.

기관지 천식

알레르기는 식생활, 대기오염, 화학약품, 스트레스, 집안의 먼지 등의 복합적인 원인으로 인해 발생한다. 현대사회의 부산물이라고 할 수 있는 병이다. 요즈음은 세사람중 한사람은 알레르기 체질이라고 한다.

천식은 알레르겐(항원)이 기관지에 들어오면, 그것과 싸우는 체내의 항체가 알레르겐을 잡으려고 한다. 그때 기관지의 마스트세포에서 나온 화학물질이 기관지를 수축시키거나 염증을 일으켜서 호흡곤란이 발작으로 나타난다.

치료는 피부반응 테스트로 알레르겐을 밝혀내 그 알레르겐을 수년에 걸쳐 조금씩 주사해서 몸을 적응시켜 가는 감감작료법(減感作療法)으로 한다.

발작을 진정시키는 치료법으로써는 항히스타민제나 스테로이드제를 사용하지만, 둘다 오래 복용할 경우 부작용이 생길 수도 있다.

몇년씩이나 치료를 계속해도 조금도 낫지 않았던 천식이 한약을 먹고 2개월만에 없어졌다고 하는 경우도 많이 있다. 한약은 발작을 진정시키는 작용뿐만 아니라 발작을 일으키는 원인이 되고 있는 부분을 고쳐준다. 자신의 증상에 맞는 약을 선택해 복용한다.

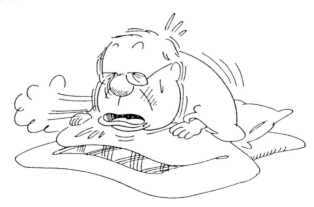

세사람중 한사람은 알레르기

한 약

▼체력이 있고 튼튼한 사람

①대시호탕(大柴胡湯)

체질개선에 사용한다. 명치에서 양옆으로 저항통(抵抗痛)이 있고, 위가 답답하고, 변비증세가 있고 어깨가 결리는 사람.

▼가래가 조금 나오고, 기침이 심한 사람

②소청룡탕(小靑龍湯)

보통 위에 물이 찬 것 같은 느낌이 있는 사람이 감기에 걸려 천식, 콧물 등의 증상을 보일 때 사용한다.

※천식이 있는 사람의 체질개선에 대시호탕(몸이 약한 사람에게는 소시호탕)과 함께 장기간 복용한다.

▼짙은 가래가 나오고, 호흡이 곤란한 사람

③맥문동탕(麥門冬湯)

심한 가래, 얼굴이 붉어질정도로 심한 기침을 하며 목이 건조해 목소리가 쉴 경우.

▼기침이 심하고 발작을 일으킬 때 땀이 나는 사람

④마행감석탕(麻杏甘石湯)

천식발작을 진정시키는 돈복(頓服)으로서 발작을 일으킬때마다 사용한다. 장기간 사용하면 위장장해를 일으킬 수 있다. 천식을 고치는 체질개선을 위한 장기복용에는 대시호탕, 시박탕 등이 좋다. 이 약들과 함께 증상에 맞게 다른 한약을 함께 복용하면 효과적이다.

▼발작 예방과 체질개선

⑤시박탕(柴朴湯)

소시호탕과 반하후박탕를 합친 약. 마르고 위장이 약하고 정신불안이 있는 경우에 복용한다.

기관지 천식의 치료혈

치천(治喘)

천식을 고치는 혈자리. 목을 앞으로 수그리면 돌출되는 뼈의 엄지손가락 한폭정도 떨어진 양 옆.

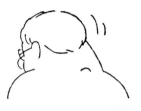 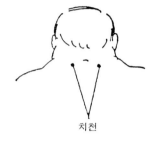

치천

 # 식이요법

알로에, 배, 은행 등이 효과가 있다. 선인장잎도 효과적이다.

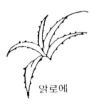

알로에 배 은행 선인장

치 통

치통은 거의 대부분이 충치로 인한 것이다. 충치는 약만 가지고는 고칠 수 없다. 치과에 가서 치료를 받아야 한다. 여기서는 아파서 잠을 못잘 때나 업무중 통증이 심해 일을 하지 못할 때의 응급조치를 몇가지 소개하겠다.

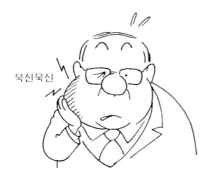

욱신욱신

 ## 생활속에서

①탈지면에 옥도정기(요오드팅크)를 발라 아픈 곳에 넣는다.

②크레오소오트(정로환의 주성분)를 넣는다.

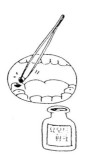

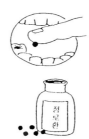

치통의 치료혈

▼아랫니가 아플 때

①상양(商陽)

검지 손가락의 손톱 뿌리부분을 세게 누른다.

▼윗니가 아플 때

②여태(厲兌)

검지 발가락의 손톱 뿌리부분을 세게 누른다.

▼통증을 완화시키는 명혈

③합곡(合谷)

엄지손가락과 검지손가락 뼈의 접점(接点). 엄지손가락으로 「①」이라는 글자를 쓰듯이 주무른다.

한   약

▼진통제를 병용하면 효과적이다.

①갈근탕(葛根湯)

▼한방의 진통제

②작약감초탕(芍藥甘草湯)

▼①, ②로 잘 듣지 않을 때의 치통 전문약

③입효산(立效散)

입에 넣고 천천히 복용하면 효과가 크다. 고서에 「아치동통(牙齒疼痛)—어금니가 아픔—을 치료하는데 좋다」라든가 「아픈 곳에 넣어 통증을 멎게 한다」라고 기록되어 있다.

무좀 · 쇠버짐

　무좀은 곰팡이의 일종이 피부의 각질을 먹어버리는 병이다. 습기찬 곳을 매우 좋아해서 발가락 사이 등에 잘 생긴다.

　쇠버짐이라고 하는 것은 무좀과 같은 병이다. 손과 발에 생기는 것을 무좀, 그외 다른 곳에 생기는 것을 쇠버짐이라고 부른다. 무좀에는 두가지 종류가 있어 가랑이나 엉덩이, 음부, 겨드랑이 아래, 유방 아래 등 음습한 곳에 생기는 것과 어린이의 얼굴, 팔꿈치, 등, 배 등 건조한 곳에 생기는 것이 있다.

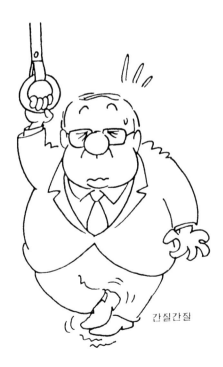

간질간질

무좀은 곰팡이의 친구

생활속에서

①언제나 청결하게 하고 건조한 상태를 유지한다.

②무좀양말도 효과적이다.

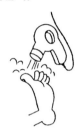

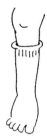

③여름에 맨발로 모래사장이나 강가의 모래밭을 걷는 것도 좋다.

④작은 브러시로 발가락 사이를 문질러 자극한다.

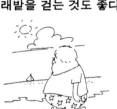

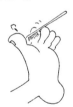

한   약

▼피부가 습기차 있어도 사용할 수 있는 연고

①자운고(紫雲膏)

②신선태을고(神仙太乙膏)

③마유(馬油)

▼건조할 때

④화타고(華陀膏)

생활속에서

①피부가 건조할 때 마늘이나 생염교를 갈아 붙인다.

마늘

생 염교

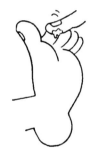

②쌀식초를 따뜻하게 해서 20분간 발을 담근다(하루에 3번 정도).

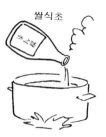

쌀식초

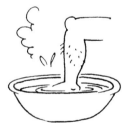

③차찌꺼기를 말려 가루를 내어 뿌린다.

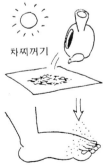

차찌꺼기

④삼백초 생약을 갈아 즙을 바른다.

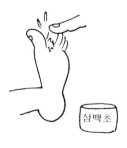

삼백초

멀 미

멀미는 귀의 평형감각(세반고리관)에 이상을 일으켜 생기는 것이다. 차멀미가 심한 사람이라도 자신이 운전할 때는 아무렇지도 않다. 운전에 집중해서 딴것에 신경을 안 쓰고, 밖의 움직이는 풍경을 바라보는 것이 멀미를 막는 것 같다. 이런 점에서 보면 정신적인 요소도 많아 차에 탈때는 무언가에 정신을 집중시키는 것이 좋을 것 같다. 그렇다고 차 안에서 책을 읽으면 거의 멀미를 한다.

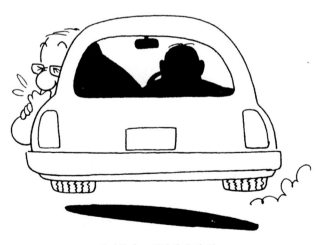

멀미한다고 생각하지 말 것

멀미의 치료혈

①기사(氣舍)

앞목의 정중선(正中線)에서 엄지손가락폭의 1.5배 정도 떨어진 양옆 쇄골의 안쪽.

②합곡(合谷)

엄지손가락과 검지손가락 뼈의 접점, 엄지손가락으로 「①」라는 글자를 쓰듯이 주무른다.

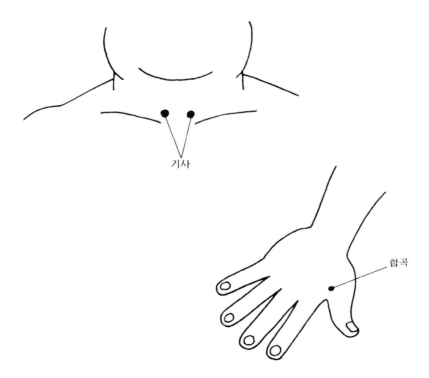

기사

합곡

한 약

▼구토를 멎게 하는 약

이진탕(二陳湯)

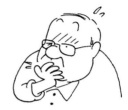

식이요법

①매실장아찌를 맛본다.

매실장아찌

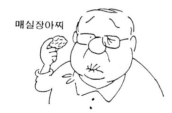

②무즙이나 생강즙에는 벌꿀을 넣어 마신다.

생강 무

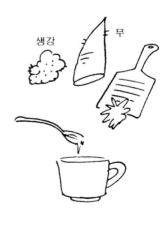

③따뜻한 차에 간장을 떨어뜨려 마신다.

차

간장

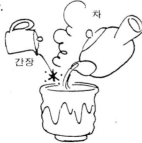

치 질

치질이 생기는 것은 인간과 원숭이 뿐이라고 한다. 남성 3명에 대해 여성 1명의 비율로, 남성에게 많은 병이다. 치질은 수치질(痔核), 항문열상(肛門裂像), 치루(痔瘻), 세가지로 크게 나눌 수 있다.

①수치질(痔核)

수치질은 변비가 원인이다. 변비일 때 힘을 주기 때문에 혈관이 압박을 받아 울혈이 생기고, 정맥에 혹이 생긴 것이다. 안쪽에 생긴 수치질을 내치핵, 바깥쪽에 생긴 것을 외치핵이라고 한다. 내치핵이 배변을 볼 때 밖으로 나오는 것을 탈항(脫肛)이라고 합니다. 탈항이 들어가지 않고 계속 나와 있게 되면, 수술로 잘라내야 한다.

②항문열상(肛門裂傷)

딱딱한 변이 나올 때 찢어져 상처가 생긴 것으로 상당히 아프다. 환부가 궤양이 된 경우는 수술을 반드시 해야 한다.

③치루(痔瘻)

항문과 직장(直場)의 경계에 대변의 세균이 쌓여 염증을 일으키는 상태.곪으면 항문 주위의 피부가 찢어지고 고름이 나오게 된다. 치루는 수술하지 않으면 치유되지 않는다.

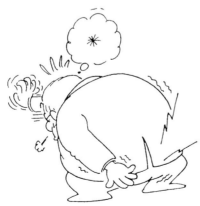

치질에 걸리는 것은 원숭이와 사람뿐

생활속에서

변비나 딱딱한 변이 생기지 않도록 하는 것이 중요하다.

①술과 매운 것은 피한다.

②섬유질이 많은 것(콩, 현미, 야채, 해조류, 감자 등)을 많이 먹는다.

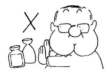

③수분을 충분이 섭취한다.

④아침식사를 꼭 먹는다.

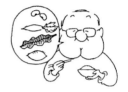

⑤아침에 차가운 우유를 마신다.

⑥목욕할 때 항문을 따뜻하게 한다.

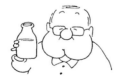

⑦좌변기를 사용하고, 비데(bidet)
라면 이상적이다.

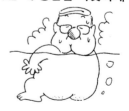

치질의 치료혈

①장강(長強)

미저골바로 아래(엉덩이의 갈라진 곳), 손가락 세개로 빙글빙글 돌리며 마사지한다.

②백회(百會)

두통과 치질의 혈자리. 머리위에 좌우의 귀로 이어지는 선의 한 가운데. 환부에서 많이 떨어져 있지만 장강의 혈자리와 함께 한방에서는 「천지가 서로 화합한다」라고 말힌다.

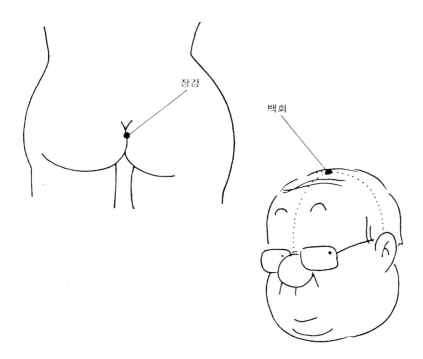

장강

백회

한 약

▼한방의 바르는 약

①자운고(紫雲膏)

염증을 누그러뜨린다. 동상에도 좋다.

▼특히 통증이 심할 때

②신선태을고(神仙太乙膏)

연고를 탈지면에 발라 환부에 붙여두면 좋다.

▼만능연고

③마유(馬油)

화상, 창상, 무좀, 피부가 거칠때, 어디에나 좋은 만능약이다.

▼체력이 있고 변비에 잘 걸리는 사람

④을자탕(乙字湯)

특히, 수치질에 잘 들고, 통증이나 출혈에 효과가 있다.

▼출혈이 심한 사람

⑤삼황사심탕(三黃瀉心湯)

체력이 있고 얼굴이 붉으며, 현기증이 나고 명치가 답답할 때

▼몸이 약하고, 출혈이 있는 사람

⑥궁귀교애탕(芎歸膠艾湯)

허약체질로 위장이 약한 사람

▼위장이 약하고 직장이 탈항해 버린 사람

⑦보중익기탕(補中益氣湯)

▼통증제거

⑧작약감초탕(芍藥甘草湯)

한방의 대표적인 진통제로, 대개의 통증에 돈복(頓服)으로 사용할 수 있다.

식이요법

①무화과의 약효

무화과 열매를 먹으면 효과가 있다. 한방에서는 「위를 통하게 하고, 설사를 멎게 하고, 치질이나 목의 통증을 치료한다」라고 말한다. 무화과 열매에는 효소류가 포함되어 있어 소화작용을 하고 장(腸)안의 회충을 없앤다. 숙취에도 효과적이다.

무화과에서 나오는 하얀 즙에는 병적조직을 부식수렴(腐食收斂)하는 작용이 있기 때문에 환부에 바르면 효과적이다.

무화과잎을 말려서 목욕탕에 넣어 약탕을 만들 수도 있다. 「치질의 부기나 통증에 효과가 있다」고 되어 있고, 수치질, 치루에도 잘 듣는다.

②삼백초

삼백초를 달여 먹거나, 목욕시 사용하는 것도 효과적이다.

무화과
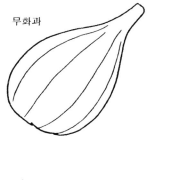

삼백초
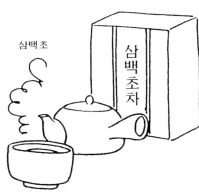

감수자 홍원식

1938년 강원도 원주生
경희대학교 한의과대학 졸업
경희대학교 한의학과(한의학 박사)
경희대학교 한의과대학 학장
현 재: 경희대학교 한의과대학 교수
경희대학교 한의학 고전연구소장
저 서: 황제내경해석
황제내경직역
중국의학사

（현대남성질환의）
한방치료비법

2023년 1월 5일 2쇄 인쇄
2023년 1월 10일 2쇄 발행

편　저　대한건강증진치료연구회
감수자　홍원식
발행인　김현호
발행처　법문북스(일문판)
공급처　법률미디어

주소　서울 구로구 경인로 54길4(구로동 636-62)
전화　02)2636-2911~2, 팩스 02)2636-3012
홈페이지　www.lawb.co.kr

등록일자　1979년 8월 27일
등록번호　제5-22호

ISBN　978-89-7535-856-2 (13510)

정가　16,000원

이 도서의 국립중앙도서관 출판예정도서목록(CIP)은 서지정보유통지원시스템 홈페이지(http://seoji.nl.go.kr)와 국가자료
종합목록 구축시스템(http://kolis-net.nl.go.kr)에서 이용하실 수 있습니다. (CIP제어번호 : CIP2020035324)

불면증을 해결하는 방법

하나. 발바닥으로 숨을 쉰다.
발바닥으로 호흡하고 있다고 상상하고 천천히 숨을 내쉰다. 너무 집중하지
말고, 가볍게 의식하면 예상외로 잠을 잘 수 있다.

둘. 파를 머리맡에 두고 잔다.
파를 5센치 정도 잘라서 행주에 싸서 머리맡이나 코 아래에 두면 잠이 잘
온다. 파에는 신경을 안정시키는 진정효과가 있기 때문이다. 양파도 효과
적이다.

셋. 향기를 맡으며 잠든다.
향에는 정신안정작용이 있다. 인공향료는 무의미하다. 천연 향을 사용한다.
나무의 향도 효과가 있다. 최근에는 노송나무로 만든 목욕약제도 시판되고
있는데, 노송나무의 향에 들어있는 성분은 정신안정작용을 한다.

1351(

ISBN 978-89-7535-856-2

16,000-